Die Vegan Bibel

222 Fragen & Antworten für eine einfache und gesunde vegane Ernährung

I. Auflage

Haftungsausschluss und rechtliche Hinweise

 Alle Quellen und Studien, die zur Erstellung dieses Buches herangezogen wurden, wurden vorher ausgiebig überprüft und für qualitativ hochwertig befunden. Dennoch erfolgt die Umsetzung der darin vorgestellten Methoden auf eigenes Risiko. Der Verlag und der Autor können weder Haftung für Personen-, Sach- oder Vermögensschäden übernehmen, noch für die Richtigkeit und Aktualität der hier enthaltenen Informationen garantieren. Beachten Sie, dass der Inhalt dieses Werkes auf der persönlichen Meinung des Autors basiert, zum Unterhaltungszweck dient und nicht mit medizinischer Hilfe gleichgesetzt werden darf. Bitte befragen Sie Ihren Arzt zu den in diesem Buch vorgestellten Empfehlungen, bevor Sie diese befolgen. Eine Garantie für das Erreichen der Ziele wird weder vom Autor noch vom Verlag übernommen. Für einen gezielten Erfolg empfehlen wir dir, dein Vorhaben mit deinem behandelnden Arzt abzusprechen. Des Weiteren enthält diese Buchlinks zu anderen Webseiten, auf deren Inhalt wir keinen Einfluss und damit keine Gewähr übernehmen können. Zum Zeitpunkt der Erstellung dieses Buches konnten keine Rechtsverstöße verlinkter Webseiten entdeckt werden.

Geschenk
Der Vital & Fit Einkaufsplan

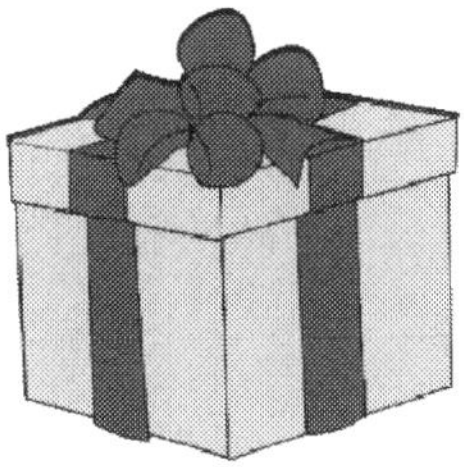

Der Anfang ist bekanntermaßen am schwierigsten. Aus diesem Grund haben wir für dich deine vegane Woche gestaltet. Mithilfe dieses Wochenplanes kannst deinen Einkauf genau planen und musst dir keine Gedanken mehr darüber machen, was du die Woche über zu dir nimmst. Unsere kleine Starthilfe bringt dich abwechslungsreich und gesund durch die Woche und zeigt dir, wie einfach es ist, deine Woche vegan zu gestalten. Und das ganz ohne Verzicht. Auf der folgenden Seite (siehe Link) erhältst du unsere exklusive Übersicht „Vegan Masterplan“.

Für deinen ersten Schritt in ein gesünderes Leben trage dich auf der folgenden Seite ein:

www.veganbibel.teamvegan.de/vitalfit

(scanne den QR Code mit deiner Handykamera ein)

Inhaltsverzeichnis

VORWORT

Egal ob du dich bereits vegan ernährst oder ob du einfach mehr rund um das Thema Veganismus erfahren möchtest, dieses Buch ist der ideale **Kompass durch den Informationsdschungel**. Dieses Buch räumt mit den **Vorurteilen** bezüglich einer veganen Ernährung auf, hilft dir als Umsteiger dabei dich zu orientieren und deine Ernährungsziele zu erreichen. Die Vegan Bibel hilft dir dabei, **Mythen** aus dem Weg zu räumen und steht dir mit Fachwissen, **Tipps und Tricks** zur Seite. Gerade zu Beginn stößt man im engsten Kreis oft auf taube Ohren und viel Unverständnis.

Ich habe es am eigenen Leib erfahren, was es heißt, in der Anfangszeit ausgegrenzt zu werden und sich für allerlei merkwürdige Dinge rechtfertigen zu müssen. Die Werbepropaganda hat in den letzten Dekaden beste Arbeit geleistet und im näheren Umfeld mutieren vor allem die Fleischesser zu Ernährungsexperten, die es besser wissen. Um dich für all diese Erfahrungen zu wappnen und dir den neuen Alltag so leicht wie möglich zu gestalten, habe ich dieses Buch geschrieben. Ich habe mir in den letzten sieben Jahren über 250 wissenschaftliche Studien und Metaanalysen zum Thema Veganismus durchgelesen und die Quintessenz in diesem Buch zusammengefasst. Neben den enorm wichtigen Vorteilen einer veganen Ernährung für Tier und Umwelt räumen wir mit den weitverbreiteten Märchen einer Mangelernährung auf und führen dich anhand fundierten Wissens rund ums Thema durch den

Dschungel der **Falschbehauptungen**. Wir erklären dir, warum eine vegane Ernährung ein Schlüsselelement im Kampf gegen den Klimawandel ist und stellen dir Wissen zur Verfügung, mit dem du jeden Ernährungsexperten alt aussehen lässt. Wir zeigen dir einen Weg, dich gesund und abwechslungsreich zu ernähren und dabei noch verdammt gut auszusehen. Wir klären dich auf **über kritische Nährstoffe und wie du diese immer in ausreichender Form zu dir nehmen kannst.**

Mit unseren 3 N brauchst du dir nie wieder Gedanken darüber machen blöd dazu stehen bei unangenehmen Diskussionen oder Konfrontationen. Ein jeder von uns kann von heute auf morgen mit seiner Gabel die Welt verändern und einen großen Beitrag dazu leisten, die Welt von morgen mitzugestalten. Wenn dir deine Gesundheit, die Tierwelt und unsere geliebte Natur am Herzen liegen, dann such dir ein gemütliches Plätzchen und lass uns direkt loslegen.

Auf geht's zu deinem **neuen Lebensabschnitt**!

Diese leicht verständlichen Fakten katapultieren dich auf das Niveau eines Ernährungsberaters

Es ist erstaunlich, wie viele deiner Freunde oder Familienmitglieder zu versierten Ernährungsexperten mutieren, sobald sie erfahren, dass du dich dazu entschlossen hast, vegan zu leben. Auf einmal ist die Sorge um deinen Eiweiß-, Eisen-, Vitamin-, und B12-Spiegel hoch interessant. Schließlich liegt ihnen dein Wohlbefinden mehr als nur am Herzen. Es wird als ihre Pflicht verstanden, dich vor Mangel und Unterernährung zu schützen. Wir liefern dir in diesem Buch knallharte Zahlen und Fakten, die dich auf der nächsten Familienfeier entspannt auf jede Reaktion vorbereiten und dich dabei unterstützen, deine Sache souverän zu vertreten. Aber fangen wir von vorne an.

1. Eiweiß – der Baustein des Lebens und wie du deinen Bedarf decken kannst

Es entspricht der Wahrheit, dass einige tierische Produkte wahre Eiweißbomben darstellen und den Bedarf in ausgewogener Ernährungsweise deckeln könnten. Das Problem bei regelmäßigem Fleischverzehr für Mensch und Umwelt werde wir dir noch ausführlich in dieser Abhandlung erläutern und mit klaren Fakten untermauern. Der erste Trugschluss ist es anzunehmen, dass der tägliche Eiweißbedarf ausschließlich durch den Konsum von Fleischwaren gedeckt werden kann. Eine ausgewogene pflanzliche Ernährung versorgt den Körper mit hochwertigen Eiweißen, die vom Körper sogar besser verwertet werden können als die der fleischlichen Alternative. Die Zufuhr irgendwelcher teuren Supplements oder Protein-Shakes ist bei einer ausgewogenen Ernährung nicht nötig. Wie man sich ausgewogen vegan ernährt erfährst du in den folgenden Kapiteln. Doch bevor wir tiefer in den Eiweißgehalt der pflanzlichen Lebensmittel eintauchen, ist es erforderlich, dich mit etwas Basiswissen zu versorgen.

2. Eiweiß – der Stoff aus dem nicht nur die Muskeln gemacht werden

Eiweiße gelten als Grundbausteine des Lebens. Die lebenswichtigen Nährstoffe sind an zahlreichen körperinternen Prozessen beteiligt. Sie stellen beispielsweise die Grundlage einer jeden Körperzelle dar und sind an der Synthese wichtiger Enzyme beteiligt. Eiweiße und Protein sind Synonyme und jedes Proteinmolekül setzt sich in seiner kleinsten Einheit aus Aminosäuren zusammen. Der Körper benötigt insgesamt 20 Aminosäuren, von denen er 8 nicht selbst herstellen kann. Diese müssen dem Körper über die Nahrung zugeführt werden. Grundlegend und zum leichteren Verständnis werden die proteinogenen Bausteine in essentielle und nicht essentielle Aminosäuren unterteilt. Die Gruppe der nicht essentiellen Aminos werden weit gefasst und in die bereits erwähnten 8 essentiellen Vertreter und 12 nicht essentielle unterschieden. Der Begriff „proteinogen“ beschreibt, dass diese Bausteine als Basis körpereigener Eiweiße und Peptide zu verstehen sind.

3. Die verschiedenen Aminosäuren

Die 8 essentiellen Aminosäuren: Leucin, Isoleucin, Valin, Phenylalanin, Threonin, Trytophan, Lysin und Methionin müssen über die Nahrung aufgenommen werden. Wohingegen der Organismus: Alanin, Arginin, Asparagin, Cystein, Glutamin, Asparaginsäure, Glutaminsäure, Serin, Tyrosin und Prolin zum Teil selbst bilden kann.

4. Welche Funktion erfüllt Eiweiß in unserem Körper?

Eiweiße gehören neben Kohlenhydraten und Fettsäuren zu den drei Hauptnährstoffen, die unser Körper braucht. Sie bilden Muskeln und Knochen und transportieren lebenswichtige Stoffe im Körper. Insgesamt 20 Vertreter bilden die Gruppe, welche besonders relevant für unser Körpergewebe und weitere Körperfunktionen sind. Diese Grundbausteine sind von solcher Wichtigkeit, dass sie sogar im Erbgut selbst angelegt sind. Es spielt in erster Linie keine Rolle, ob es sich um über die Nahrung zugeführte oder vom Körper selbst gebildete Aminosäuren handelt. Alle proteinogenen Bausteine sind für unsere Gesundheit unverzichtbar, ob diese nun essentiell oder nicht essentiell sind. Der Zusatz „essentiell“ spielt hier nicht auf die Wichtigkeit der Aminosäuren ab, sondern weißt nur auf darauf hin, dass diese über die Nahrung aufgenommen werden müssen. In Wahrheit spielt jede einzelne Aminosäure, ob essentiell oder nicht, eine eigene und wichtige Rolle in unseren internen Körperprozessen.

Es ist wichtig, neben einer ausgewogenen Ernährung auf einen guten Spiegel zu achten. Regelmäßige Blutuntersuchungen können Aufschluss über einen Mangel geben. Der Erhalt eines gesunden Spiegels kann sich in der Gruppe der nicht-essentiellen Aminos schwieriger gestalten, da die Synthese noch andere elementare Substanzen benötigt. Meist handelt es sich um ein Zusammenspiel der verschiedenen Aminosäuren sowie verschiedener Vitamine aus der Vitamin-B-Familie, aus denen Bausteine wie Alanin oder Tyrosin gebildet werden können.

5. Ein Beispiel für die Synthese von Tyrosin

Die nicht essentielle Aminosäure Tyrosin stellt unter anderem die Grundsubstanz für Botenstoffe und Neurotransmitter wie Dopamin und Noradrenalin dar. Außerdem ist die Aminosäure unverzichtbar für die Produktion des Schilddrüsenhormons Thyroxin, welches für den Energiestoffwechsel verantwortlich ist. Tyrosin selbst wird aus Phenylalanin gebildet, welches durch die Nahrung aufgenommen wird (unter anderem durch Erbsen, Walnüsse oder Reis). An diesem Beispiel lässt sich das Zusammenspiel der Aminosäuren selbst sowie die Korrelation der über die Lebensmittel zugeführten Bausteine mit den nicht-essentiellen Aminos erklären. Es veranschaulicht außerdem die Vielschichtigkeit der Funktionen in unserem Körper. Unser Wohlbefinden hängt maßgeblich mit einer gesunden Balance der notwendigen Stoffe und deren Synthese zusammen.

6. Nice to know

Unser Körper verfügt über die Fähigkeit, überschüssige Aminosäuren zu speichern, wiederzuverwerten und umzuwandeln. Ein großer Teil der Aminosäuren werden im Körper einmal abgebaut und zu einem späteren Zeitpunkt wieder zusammengefügt. *Die Herkunft der Proteinquelle spielt für diesen Ablauf keine Rolle.* Bei akutem Mangel kann der Körper gewisse Aminosäuren selbst synthetisieren. Ausgenommen sind die essentiellen Aminosäuren.

7. Wie viel Eiweiß benötigt ein gesunder Körper?

Die Deutsche Gesellschaft für Ernährung (DGE) empfiehlt 0,8 g Eiweiß pro Kilogramm Körpergewicht bei Erwachsenen.

Dazu ein Beispiel:

Nehmen wir an, deine hübsche Nachbarin, nennen wir sie Lisa, ist sportlich und steht mitten im Leben. Du bist schon länger an einem Date interessiert und weißt, dass sie Veganerin ist (das Beispiel funktioniert auch gut mit Paul :)). Du weißt, dass Lisa es mit der Ernährung sehr genau nimmt, aber gerade erst zum veganen Lifestyle gewechselt hat. Du hast von ihrer Freundin erfahren, dass sie mit dem Kraftsport angefangen hat und sich nun über die Aufnahme von Proteinen sorgt. Ein radikaler Lifechange in Lisas Leben steht bevor. Was jetzt noch fehlt, ist eine nagelneue Beziehung. Wäre es da nicht unglaublich „nett" von dir mit deinem neuen Wissen zu brillieren und ihr dabei zu helfen, einen Tagesspeiseplan zu entwerfen?

8. Kein Problem wir helfen immer gerne:

Nehmen wir an, Lisa ist 1,75 m groß und wiegt 70 kg. Du weißt jetzt also, welcher Bedarf an Eiweiß abgedeckt werden muss. Rein rechnerisch benötigt Lisa 56 g (70 x 0,8g) Eiweiß am Tag. Was tust du also, um ihr zu gefallen? Na klar, du entwirfst ihr einen Speiseplan.

9. Dieser könnte in etwa so aussehen:

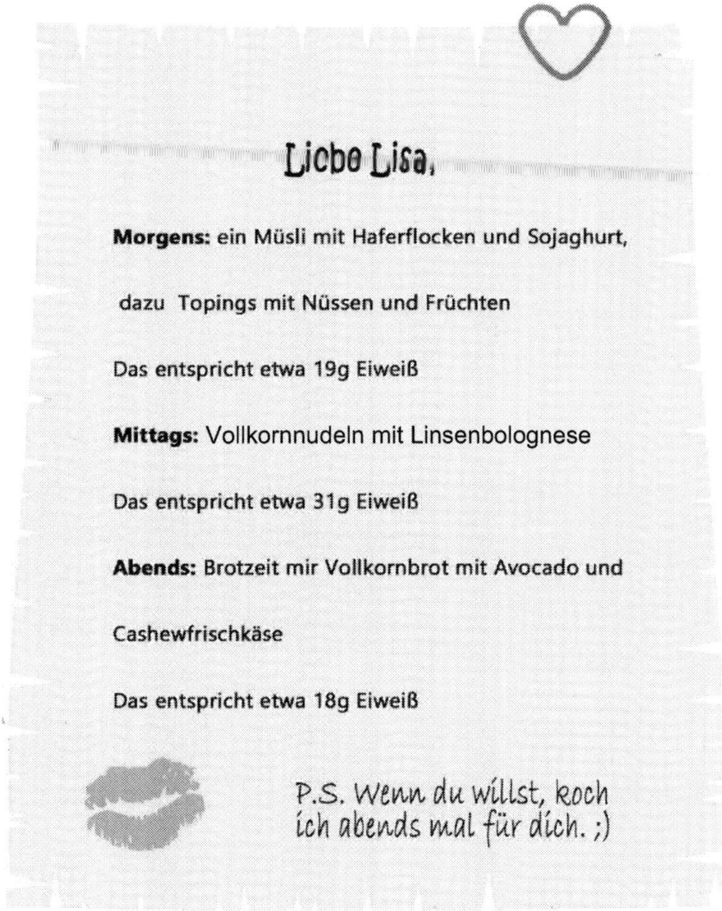

Liebe Lisa,

Morgens: ein Müsli mit Haferflocken und Sojaghurt,

dazu Topings mit Nüssen und Früchten

Das entspricht etwa 19g Eiweiß

Mittags: Vollkornnudeln mit Linsenbolognese

Das entspricht etwa 31g Eiweiß

Abends: Brotzeit mir Vollkornbrot mit Avocado und

Cashewfrischkäse

Das entspricht etwa 18g Eiweiß

P.S. Wenn du willst, koch
ich abends mal für dich. ;)

Abb.1 Liebesbrief für Lisa

Lisa kommt an diesem Tag auf 68 g Eiweiß, ungeachtet der über den Tag verteilten Snacks oder anderer Naschereien. Jetzt hast du eine erste Idee, wie man vegane Frauen oder Männer beeindrucken kann.

10. Was sind die besten pflanzlichen Eiweißlieferanten?

Dass ein saftiges Steak dazu beiträgt, den Eiweißbedarf zu decken und dabei noch unverschämt männlich zu sein, haben wir alle von Kinderbeinen auf gelernt und in zahlreichen Variationen der buntesten Werbeanzeigen vorgesetzt bekommen. Das auch pflanzliche Lebensmittel hervorragende Eiweißquellen sind, haben wir dir im Folgenden aufgelistet und beweise dir in diesem Buch, dass pflanzliche Eiweiße leichter vom Körper aufgenommen und verwertet werden können.

1. **Hülsenfrüchte**: dazu zählen Erbsen, Linsen, Bohnen, Lupinen, Sojabohnen, alle Erdnüsse, Tofu, Tempeh

2. **Nüsse**: vor allem Walnüsse, Cashewnüsse und Mandeln

3. **Pseudogetreide** wie z.B.: Quinoa, Amaranth, Buchweizen oder Hanf

4. **Getreide**: vor allem Reis, Mais, Hafer, Weizen, Roggen, Dinkel, Gerste und Hirse

5. **Vollkorn-Getreideprodukte** aus den oben genannten Getreidesorten wie z.B. Haferflocken, Reisflocken, Brot, Nudeln oder Seitan (ein aus Weizeneiweiß hergestelltes Lebensmittel mit fleischartiger Konsistenz)

11. Pflanzliche Eiweißquellen vs tierische Eiweißquellen

Pflanzliche Lebensmittel		Tierische Lebensmittel	
Spirulina	57g	Trockenfleisch	51g
Hanfsamen	37g	Parmesan	35g
Sojabohnen	38g	Serranoschinken	30g
Seitan	28g	Harzerkäse	30g
Erdnüsse	25g	Emmentaler	28g
Linsen	24g	Thunfisch	26g
Pinienkerne	24g	Putenbrust	24g
Pistazien	23g	Lachs	22g
Kidneybohnen	22g	Rind	22g
Tofu	18g	Salami	20g
Haferflocken	13g	Garnelen	18,5g

Abb 2. Vergleich Eiweißquellen

Wie du siehst, stehen die pflanzlichen Alternativen den tierischen Pendants als Eiweißquelle in nichts nach. Die biologische Wertigkeit unserer Nahrung entscheidet darüber, welchen Effekt unser Lebensstil auf unsere Gesundheit hat. Es wäre naiv davon auszugehen, dass Nahrung keinen Einfluss auf unseren Werdegang und die Qualität unseres Lebens hat. Wenn du also bereit bist, diesen radikalen Schritt in deinem Leben zu gehen, beherzige die hier von mir recherchierten Tipps und Tricks und profitiere von der Erfahrung ausgewiesener Ernährungsexperten.

12. Was genau ist denn nun biologische Wertigkeit?

Wie du bereits gelernt hast, müssen wir unserem Körper über unsere Nahrung dabei helfen, Hormone und Neurotransmitter zu synthetisieren und andere wichtige Funktionen im Körper zu steuern und anzuregen. Dies passiert über die oben erwähnten 8 Aminosäuren, die wir tagtäglich über unsere Nahrung zu uns nehmen müssen. Dabei spielt die biologische Wertigkeit eine wichtige Rolle. Die biologische Wertigkeit ist ein Maß dafür, wie gut unser Körper das mit der Nahrung aufgenommene Protein für die Umwandlung in körpereigenes Protein verwerten kann. Umso äquivalenter, also ähnlicher sich Nahrungsprotein und Körperprotein von der Struktur und dessen molekularem Aufbau sind, desto höher ist auch die biologische Wertigkeit und somit auch die Geschwindigkeit der Verstoffwechselung.

Dementsprechend kann festgehalten werden, dass pflanzliche Lebensmittel auf den ersten Blick mit einer geringeren biologischen Wertigkeit aufwarten. So sind wir genetisch gesehen, eher mit einem Schwein oder einem Huhn verwandt als mit einem Brokkoli oder einer Birne. Warum dies aber nur die Halbwahrheit ist und ein genauerer Blick sich lohnt, erfährst du in der Tiefe dieses Buches. Vorab ist es wichtig, zu verstehen, wie du deinen Bedarf ausgewogen über pflanzliche Quellen abdecken kannst. Ernährungsexperten sind sich uneins darüber, ob die verschiedensten pflanzlichen Quellen kombiniert werden müssen, um die Wertigkeit zu erhöhen und den Bedarf ausreichend zu gewährleisten. Neueste Untersuchungen legen nahe, dass dieser enorme Aufwand unnötig ist, da der Körper auch dann Gewebe aufbauen kann, wenn er die notwendigen Aminosäuren über mehrere Mahlzeiten erhält. Unser Ernährungsverhalten zeigt, dass es eher unüblich ist, ein einziges Nahrungsmittel pro Mahlzeit zu sich zu nehmen. Stattdessen kombinieren wir verschiedene Bestandteile und laufen so nicht Gefahr, zu wenig Eiweiße zu uns zu nehmen. Kombiniere am besten die folgenden drei Lebensmittelgruppen und du bist immer auf der sicheren Seite mit der Proteinzufuhr:

a) Getreide, Reis und Pseudogetreide

b) Hülsenfrüchte und Sojaerzeugnisse (Tofu, Tempeh, etc.)

c) Samen und Nüsse

Komplette Proteine, als Lebensmittel die alle essentielle Aminosäuren beinhalten sind unter anderem Hanf, Soja und Lupinen.

13. Der differenziertere Blick auf tierisches Eiweiß

Wie bereits erwähnt, können tierische Proteine oberflächlich aufgrund der näheren Verwandtschaft zum Menschen besser verwertet werden. So enthalten Fleisch, Fisch, Milch und Eier die wichtigen und essentiellen Aminosäuren und stellt sie dem Verdauungstrakt in leicht zu resorbierender Form zur Verfügung. Für ein besseres Verständnis zeigen wir dir an einem Beispiel, wie die biologische Wertigkeit (BW) definiert wird. Ein Ei hat beispielsweise eine Wertigkeit von 100 - ein abstrakter und ziemlich willkürlicher Wert, an dem sich die Proteinqualität anderer Quellen messen lassen kann. Nur die ausgewogene Kombination der verschiedensten Lebensmittel können diese Wertigkeit nach oben regulieren. So kann die maximale biologische Wertigkeit bei Ei und Kartoffeln festgestellt werden. Sie liegt bei: 136. Was man nun mit dieser Zahl anfangen kann, muss spätestens mit dem Aufkommen veganer Hochleistungssportler neu beleuchtet werden. Der Streit darüber, welche Eiweißquelle nun geeigneter ist, wird bereits seit Jahren von Fleischessern und Veganern intensiv diskutiert.

In der Tat stellt es sich so dar, dass der Fleischkonsum zu einer bedeutenden Zunahme der Gehirnmasse innerhalb der letzten 2,5 Millionen Jahre beigetragen hat und womöglich unsere kognitiven Fähigkeiten nachhaltig begünstigt hat. Das ganz große **ABER** in diesem Diskurs ist die Hypothese, dass dies auch gut mit pflanzlichem Eiweiß geklappt hätte. Ebenfalls sind für den Kraftsport wichtige Aminosäuren im Fleisch enthalten, welche die Muskeln für Adaption und Regeneration benötigen. Das optimale Verhältnis zwischen den „Basisaminos" von 2:1:1 wie Leucin, Isoleucin und Valin macht hier das Geheimrezept aus und bestätigt die Annahme des Vorteils für deine Muskeln zumindest zum Teil. Allerdings bleibt diese Annahme eben nur zum Teil wahr und die Wertigkeit tierischer Proteine ist nicht zur Gänze validiert. Denn faktisch ernähren wir uns nicht allzu homogen und zu Reis gibt es eben auch andere Zutaten. Dadurch ist eine gute Durchmischung der Proteinquellen gewährleistet und es lässt sich somit kaum zurückverfolgen, welche Quellen tatsächlich alle nötigen Aminos in welcher Wertigkeit zur Verfügung stellen.

14. Die Vorteile pflanzlicher Proteine

Nichtsdestotrotz verfügen pflanzliche Proteine über eine Menge Vorteile im direkten Vergleich zur tierischen Alternative. Einige haben wir hier für dich zusammengetragen, damit dir dein Weg zum veganen Lifestyle noch leichter fällt. Du wirst im Folgenden sehen, dass pflanzliche Proteine im direkten Vergleich und ganzheitlich betrachtet besser abschneiden als tierische Eiweiße. Vergiss niemals: Dein Körper, Dein Tempel.

15. Unreine Haut durch Milcheiweiß?

Erfahrungen vieler Spitzensportler deuten darauf hin, dass es eine Korrelation zwischen Akne und dem Konsum von Whey-Protein zu geben scheint. Mittlerweile kann man bereits von Gewissheit dieser Verbindung sprechen. Akne entwickelt sich innerhalb eines komplexen Prozesses biochemischer Verschaltungen bei Überangebot eines Wachstumshormons, dem IGF-1, welches durch das supplementieren von Whey-Protein dem Körper zugeführt wird. Weitere Triggerpoints können das erhöhte Auftreten an Akne begünstigen. Stress ist beispielsweise ein wichtiger Indikator bei stark unreiner Haut. Hier kommen pflanzliche Proteine ins Spiel. Eine Untersuchung eines Ernährungsmediziners zeigt starke Hinweise dazu, dass eine überwiegend pflanzliche Ernährung zu einer signifikant verminderten Inzidenz (Häufigkeit von Neuerkrankungen) an Akne zu erkranken mit sich bringt.

16. Chaos im Säure-Basen-Haushalt

Bestimmt hast du schon einmal etwas über einen gesunden Säure-Basen-Haushalt gehört und wie wichtig dieser für unseren Stoffwechsel ist. Du kannst diesen Haushalt anhand deiner Ernährung maßgeblich beeinflussen. Um Störungen des Magen-Darm-Milieus vorzubeugen, ist eine ausgewogene pflanzliche Ernährung die beste Entscheidung. Tierische Proteine enthalten vermehrt schwefelhaltige Aminosäuren. Das Problem mit zu schwefelhaltiger Kost ist, dass diese Verbindungen für ein Absinken des pH-Wertes sorgen und somit ein saureres Milieu begünstigen. Ein ausgeglichener pH-Wert in deinem Magen-Darm-Trakt ist aber unabdingbar für eine geregelte und gute Verdauung. Im Laufe der Jahrmillionen hat unser Körper Systeme entwickelt, die einer Übersäuerung entgegenwirken können. Für diese Wunderleistung benötigt er allerdings basische Mineralien wie Kalium, Eisen oder Calcium. Besteht eine Unterversorgung der genannten Mineralien, zieht der Körper sie aus dem eigenen Körpergewebe. Konsumierst du nun zu viele „saure" Lebensmittel, darunter eben auch die vom Tier stammenden Proteine, läufst du Gefahr, deine internen „Puffersysteme" zu belasten. Der Verdacht liegt also nahe, dass pflanzliche Proteine besser bekömmlich und leichter verdaubar sind.

17. Schwache Knochen durch tierisches Eiweiß?

Eines der besagten „Puffersysteme" in unserem Körper stellen unsere Knochen dar. Durch ihren hohen Calciumgehalt sind sie in der Lage, einer übersäuerten Magen-Darm-Flora entgegenzuwirken. Durch die erhöhte Aufnahme an tierischen Proteinen kann es aber zur Übersäuerung des Organismus führen. Dies versucht dein Körper mit einer „Auswaschung" von Calcium aus deinen Knochen abzufedern. Das Calcium in unseren Knochen ist aber essenziell für ihre Stabilität. Diese „Auswaschung" kann deshalb mit gebrechlichen Knochen in Verbindung gebracht werden und korreliert daher stark mit einem erhöhten Risiko, an Osteoporose zu erkranken. Wie du merkst, schmilzt das Bild des eisernen, fleischessenden Mannes voll strotzender Kraft langsam vor deinen Augen dahin.

18. Absolute Kontrolle über dein Gewicht

Einen weiteren Vorteil bietet dir die pflanzliche Ernährung in Anbetracht deiner Gewichtskontrolle. Neuesten Studien zur Folge kann eine pflanzenbasierte Ernährung zu Gewichtsverlust führen und so die Risiken an Fettleibigkeit zu erkranken auf ein Minimum reduzieren. Dies kann mit hoher Wahrscheinlichkeit auf mehrere Faktoren zurückgeführt werden. Eine zentrale Rolle spielt hierbei der verringerte IGF-1 Gehalt in pflanzlichen Nahrungsmitteln in Verbindung mit der erhöhten Glucagon Produktion (Antagonist zum Insulin). Des Weiteren sorgt der erhöhte Gehalt von Aminosäuren in pflanzlichen Lebensmitteln und die geringeren Kalorien für eine gut überschaubare Nahrungsquelle. Der Kaloriengehalt von ca. 4 kcal / 1g bleibt zwar in Reinform immer derselbe, weist aber aus pflanzlicher Herkunft eine geringere Kaloriendichte auf und kann so optimal in eine kalorienarme Ernährungsform integriert werden.

19. Zum Vergleich:

Im direkten Vergleich zwischen Pute, Huhn und Hülsenfrüchten nimmt das Geflügel in Sachen Energiedichte ordentlich ab. Während das Gefieder mit einer Energiedichte von etwa 1,5 kcal pro Gramm aufwartet, gewinnen die Hülsenfrüchte mit einer Dichte von 1 kcal pro Gramm haushoch. Wer also seinen Kalorienbedarf nicht unnötig überschreiten will und auf sein Gewicht Acht geben muss, ist mit einer ausgewogenen pflanzlichen Ernährung gut beraten.

20. Fazit:

In Anbetracht neuester Studien sind pflanzliche Eiweißquellen langfristig gesünder als tierische. Denn selbst bei erhöhtem Proteinbedarf, etwa durch Kraftsport, ist es möglich, dich durch das hier vermittelte Wissen komplett auf vegan umzustellen. Forscher kommen zu dem Ergebnis, dass beispielsweise Reisprotein dem bekannten Whey Protein (welches gerne für After-Workout-Shakes benutzt wird) in nichts nachsteht. Faktisch sollte die Wahl der Proteinquellen nicht auf Kriterien der schnelleren Verwertbarkeit beruhen, sondern an den langfristigen und nachhaltigen Erfolg angepasst sein. So ergeben immer mehr

Studien, dass der erhöhte Konsum von tierischen Proteinen mit einem erhöhten Risiko für das **Herz-Kreislaufsystem** assoziiert wird. Wie du dem entgegenwirkst, weißt du nun!

21. Eisen als kritischer Nährstoff? Wie du deinen Bedarf decken kannst:

Als Veganer wird man immer wieder vor zu niedrigen Eisenwerten gewarnt. Was die selbsternannten Ernährungsexperten aber meist nicht wissen ist, dass der Mangel eben nicht nur Veganer betrifft. Laut der Weltgesundheitsorganisation (WHO) ist Eisenmangel der weltweit häufigste Nährstoffmangel überhaupt. Das liegt zum einen an unzureichender Versorgung mit hochwertigen Lebensmitteln im globalen Gefüge. Verarbeitete Lebensmittel weisen sehr viel geringere Nährwerte auf als beispielsweise Rohkost oder selbst gekochtes Essen. Ein weiterer Grund kann chronischer Blutverlust sein. Es gehen mit zwei Milliliter Blut etwa ein Milligramm Eisen verloren. Wobei Frauen durch ihre Periode grundsätzlich eher davon betroffen sind, als Männer.

22. Welche Aufgaben erfüllt Eisen in deinem Körper?

Eisen ist das am häufigsten vorkommende Spurenelement in deinem Organismus und ist für den lebensnotwendigen Sauerstofftransport verantwortlich. Der Sauerstoff, den du in jeder Sekunde atmest, wird mit Hilfe des Eisens in den roten Blutkörperchen (Erythrozyten) an den Blutfarbstoff Hämoglobin angeheftet. Aufgabe des Hämoglobins ist es, den Sauerstoff in deinem ganzen Körper zu verteilen und innerhalb deiner Zellen für die Energiegewinnung zu sorgen. Da es nicht vom Körper selbst produziert werden kann, muss es über die Nahrung zugeführt werden. Es spielt eine zentrale Rolle für dein Immunsystem und für weitere Stoffwechselprozesse. Außerdem ist es für die Blutbildung selbst verantwortlich. Darüber hinaus ist es für gesunde Haut, Nägel und Haare unverzichtbar. Jede deiner Zellen ist auf Eisen angewiesen. Ein Mangel kann zu immensen Einbußen der Leistungsfähigkeit führen.

23. Nice to know

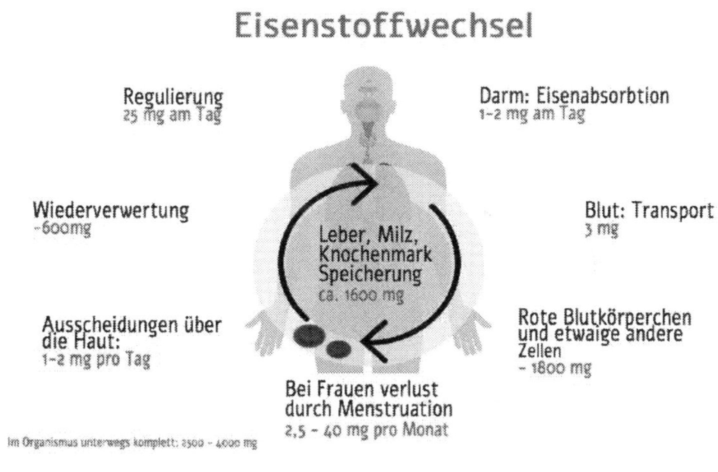

Abb. 3 Eisenstoffwechsel

24. Warum eine vegane ausgewogene Ernährung bei der Eisen Absorption dienlich ist

Es ist nicht selten, dass die nötige Menge an Eisen schlecht oder nur sehr langsam über die Nahrung zugeführt werden kann. Grund dafür ist eine begrenzte Aufnahmefähigkeit des Darms. Wie wir schon im Kapitel Eiweiß festgestellt haben, führt eine sehr fleischlastige Ernährung zu erhöhten Entzündungsherden im Organismus und diese können die Eisenaufnahme noch stärker einschränken. Das liegt an einem im Körper synthetisierten Eiweiß, welches den Zugang für das Eisen vollkommen verschließt. Bei besonders starken Entzündungen kann es zum Verschluss des Eisenspeichers in der Leber kommen. In diesem Fall kann kein Eisen für die Neubildung von roten Blutkörperchen, die Muskelarbeit oder die Zellteilung zur Verfügung gestellt werden. Die sekundären Pflanzenstoffe in pflanzlicher Nahrung verhindern eine Übersäuerung deines Organismus und wirken somit antiinflammatorisch (=entzündungshemmend). Du siehst, dein Körper ist eine wunderbare Maschine, die in komplexer Höchstleistung vollkommen ineinandergreift. Mit einer veganen Ernährung hegst und pflegst du deine Maschine, wie ein geliebtes Auto. Du würdest in einen Sportwagen ja auch kein Zuckerwasser schütten.

25. Wie hoch ist dein Eisenbedarf?

Wie du in **Nice to know** sehen kannst, handelst es sich beim Eisenstoffwechsel um ein fein abgestimmtes System, das zwischen Aufnahme, Speicherung, Verbrauch, Wiederverwertung und Verlust ein gesundes Gleichgewicht anstrebt. Du weißt nun auch, dass in jeder Körperzelle Eisen vorhanden ist und dass somit auch über die Haut, wenn du schwitzt, ein klein bisschen Eisen verloren geht. Auch über den Stuhl werden geringe Mengen ausgeschieden. Frauen leiden etwas öfter an Eisenmangel, da bei jeder Monatsblutung etwa 50 ml Blut und damit 25 mg Eisen verloren gehen. Somit kann man sagen, dass unser täglicher Eisenbedarf im Durchschnitt bei ca. 10 mg für Männer und 15 mg für Frauen liegt.

Diese Angaben gelten als Richtwert und sollten individuell mit deinem Arzt abgestimmt werden. In der Schwangerschaft liegt der durchschnittliche Verbrauch etwas höher, da die Versorgung des Kindes über die Mutter gewährleistet werden muss. Wie du schon weißt, kann der Körper nur einen geringen Teil des Eisens über die Nahrung aufnehmen. Deshalb liegt die empfohlene Zufuhr der Deutschen Gesellschaft für Ernährung deutlich darüber. Für eine differenzierte und individuelle Betrachtung haben wir dir die empfohlenen Werte in eine Tabelle gepackt.

26. Eisenbedarf

Kinder	mg/Tag (m)	mg/Tag (w)*
1 bis unter 4 Jahre	8	8
4 bis unter 7 Jahre	8	8
7 bis unter 10 Jahre	10	10
10 bis unter 13 Jahre	12	12
13 bis unter 15 Jahre	12	15
Jugendliche und Erwachsene	mg/Tag (m)	mg/Tag (w)*
15 bis unter 19 Jahre	12	15
19 bis unter 25 Jahre	10	15
25 bis unter 51 Jahre	10	15
51 bis unter 65 Jahre	10	10
Schwangere		30
Stillende		20

Abb.4 Eisenbedarf *(Frauen ohne Menstruation, die nicht schwanger sind und nicht stillen)

27. Können dich pflanzliche Quellen mit ausreichend Eisen versorgen?

Fleischesser können ca. 15- 18 Prozent des Eisens aus der Nahrung gewinnen, wohingegen es bei einer vegetarischen oder rein veganen Ernährung nur 8-10 Prozent sind. Die vermeintlich bessere Aufnahmequote deiner omnivoren Zeitgenossen kann dadurch erklärt werden, dass das für den Körper besser verwertbare (Fe2+) oder Häm-Eisen nur in tierischen Produkten vorkommt. Pflanzliche Lebensmittel hingegen besitzen nur das sogenannte (Fe3+) oder „Non-Hämeisen“, welches eine geringere Bioverfügbarkeit aufweist. Somit steht fest, dass dein Körper sich faktisch schwerer damit tun wird, das Eisen aus pflanzlichen Quellen zu verwerten. Entspricht es also doch der Wahrheit, wenn dich deine besorgte Familie beim nächsten Kaffeekränzchen auf eine mögliche Unterversorgung hinweist? Die tröstende Antwort ist ein deutliches und bestimmtes NEIN. In Wahrheit verfügen viele pflanzliche Quellen sogar über einen größeren Eisenanteil als Fleisch, wodurch die geringere Bioverfügbarkeit sehr gut kompensiert werden kann. Einige pflanzliche Lebensmittel gelten als hervorragende Eisenlieferanten.

Welche das sind, erfährst du noch in diesem Kapitel. Außerdem bekommst du einige Hacks an die Hand, wie du deine Eisenaufnahme optimieren kannst und einen Mangel gezielt vorbeugen kannst. Last but not least, gibt es einige Hinweise darauf, dass dein Wunderwerk an Körper dazu in der Lage ist, einen „Lernprozess“ einzuleiten, um das Nicht-Häm-Eisen besser zu verwerten. Gleichzeitig wird er die Eisenausscheidung über Schweiß und Stuhl nach unten regulieren. Ernähre dich ausgewogen vegan, treibe Sport und lass dich auf regelmäßiger Basis vom Arzt deines Vertrauens checken.

28. Was passiert dir bei Eisenmangel?

Folgende Symptome können mit einem akuten Eisenmangel einhergehen:

- Müdigkeit
- Schwindelgefühl
- Haarausfall
- Stimmungsschwankungen
- Konzentrationsschwierigkeiten
- Brüchige Nägel
- Schwaches Immunsystem
- Kopfschmerzen

29. Hacks für die Eisenaufnahme – Wie du die Aufnahme optimieren kannst

Veganer nehmen im Vergleich zu Omnivoren mehr Eisen auf. Leider wird pflanzliches Eisen jedoch schlechter verwertet und gespeichert. Um deinen Körper bei der Eisenaufnahme zu unterstützen und die Verwertung optimal anzuheizen, haben wir dir ein paar Tipps und Maßnahmen aufgelistet:

30. Hack 1: Die Mahlzeiten über den Tag verteilen

Je größer die zugeführte Menge Eisen, desto weniger kann dein Körper davon verwerten. Es ist deshalb sinnvoll, gute Eisenquellen auf mehrere Mahlzeiten am Tag zu verteilen.

31. Hack 2: Keinen Kaffee und Tee zu Mahlzeiten trinken

Bei einem niedrigen Eisenspiegel solltest du in der Stunde davor und zwei Stunden nach deiner Mahlzeit auf Kaffee, Schwarz- und Grüntee verzichten. Die darin enthaltenen Polyphenole hemmen unsere Eisenaufnahme erheblich.

32. Hack 3: Mahlzeiten mit Vitamin C anreichern

Durch die zusätzliche Aufnahme von Vitamin C können wir unserem Körper bei der Eisenaufnahme unterstützen. Der Klassiker hier ist natürlich ein Glas Orangensaft (oder andere Fruchtsäfte). Aber auch Humus ist durch das darin enthaltenen Tahin eine super Eisenquelle. Wer es gerne simpel mag, hat einfach immer genug Zitronen im Kühlschrank und kombiniert sie in das Dressing, den Smoothie oder als Topping. Vitamin C kann die Eisenaufnahme zwei- bis viermal besser verwertbar machen. Als Geheimtipp empfehlen wir dir liposomales Vitamin C mit einer 4 bis 5-fachen höheren Bioverfügbarkeit.

33. Hack 4: Spezielle Zubereitungstechniken verwenden

Viele Getreide und Hülsenfrüchte enthalten Phytinsäure, zum Beispiel Weizen und Soja. Die sogenannte Phytinsäure, die in Nüssen, Hülsenfrüchten, Vollkorngetreide oder auch Pseudogetreide vorhanden ist, schränkt die Eisenaufnahme ein. Durch das Fermentieren, Erhitzen, Einweichen oder Keimen von Lebensmitteln wird Phytinsäure abgebaut. Dadurch kannst du mehr Eisen aus deinen Lebensmitteln aufnehmen.

34. Hack 5: Übergewicht reduzieren

Übergewicht hemmt die Eisenaufnahme. Mache dir eine Sportroutine zur Gewohnheit und achte auf ein Kaloriendefizit. Schon bald gehören die Pfunde Zuviel der Vergangenheit an.

35. Hack 6: Mehr Beta-Carotin zu dir nehmen

Schwefelhaltige Lebensmittel (Zwiebeln, Knoblauch, Lauch) und Lebensmittel mit Beta-Carotin (Süßkartoffeln, Aprikosen, Karotten) fördern ebenfalls die Eisenaufnahme.

36. Welche pflanzlichen Lebensmittel sind gute Eisenquellen?

Glücklicherweise gibt es auch unter den pflanzlichen Lebensmitteln viele hervorragende Eisenlieferanten. Der Schlüssel für einen gesunden Eisenspiegel ist wie in jeder Ernährungsform, eine abwechslungsreiche und ausgewogene Ernährung. Ein Beispiel hierfür wäre die sogenannte Grain-Green-Bean-Formel. Das Konzept sieht vor, eine möglichst ausgewogene Kombination aus **Volkorngetreide** (Grain), **dunkelgrünem Gemüse** (Green) und **Hülsenfrüchten** (Bean) auf deinem Teller zu vereinen, um möglichst viele gesunde Nährstoffe für dich bereitzustellen.

37. Hier findest du einige Beispiele für den Eisengehalt:

1. Hülsenfrüchte Linsen (8,0) Kirchererbsen (6,1) Bohnen (6,1) Tofu (5,4)	**4. (Pseudo-) Getreide** Amaranth (9,0) Quinoa (8,0) Hirse (6,9) Haferflocken (5,1) Grünkern (4,2)
2. Kräuter und grünes Blattgemüse Brennessel (14) Petersilie (6,2) Spinat (4,1) Feldsalat (2,7)	**5.Nüsse und Samen** Kürbiskerne (12,5) Leinsamen (8,2) Haselnüsse (3,8) Mandeln (4,1) Sesamsamen (3,8)
3. Trockenfrüchte Pfirsiche (6,5) Aprikose (4,4) Banane (2,8)	(Angaben in mg/ 100 g)

Abb.5 Beispiele für Eisengehalt

38. Nice to know

Wusstest du, dass 79 Prozent der Veganer/innen keinen Fleischesser daten würden. Dieses Ergebnis geht aus 40.000 Datensätzen einer Datingseite hervor. Allerdings wäre es für rund 55 Prozent der User in Ordnung, wenn der Partner sich im Laufe der Beziehung für den veganen Lifestyle entscheidet.

Apropos Dating, wie sieht es eigentlich aus, mit dir und Lisa (Name deines Schwarms einfügen), du alter Charmeur oder Charmeurin? Gehen wir mal davon aus, dass dein perfider Plan mit veganem Fachwissen zu glänzen gelungen ist. Wie würdet ihr die Grain Green Bean-Formel in eurem Alltag umsetzen? Wir leisten wie immer gerne Hilfestellung. Eine mögliche Variante für einen ausgewogenen Speiseplan könnte wie folgt aussehen:

- **Zum Frühstück:** Sesam und Kürbiskerne zum Frühstück
- **Zwischendurch:** Ein grüner Smoothie
- **Zum Mittagessen:** Frische Petersilie als Topping auf das Mittagessen
- **Zum Abendessen:** Tahini in dein Salatdressing

39. Ein weiterer kritischer Nährstoff – Vitamin B12

Diese Kapitel befasst sich mit den gefährlichen Halbwahrheiten und der ewigen Diskussion um das Coenzym Vitamin B12. Um eines vorab festzuhalten: Vitamin B12 kommt in ausreichender Menge nur in tierischen Produkten vor. Deshalb ist es für eine vegane Ernährung unabdingbar den B12–Wert auf regelmäßiger Basis überprüfen zu lassen und die eigene Aufnahme durch Zusatzpräparate zu sichern. Es sind einige pflanzliche Quellen von B12 bekannt wie in Algen oder Pilze. Das Problem ist es, dass es sich bei dem hier enthaltenen B12 um ein Analogon handelt, welches vom Menschen nicht aufgenommen und verwertet werden kann.

40. Es gibt jedoch ein bis zwei mögliche Ausnahmen

Eine Studie aus dem Mai 2014, die im Fachjournal Nutrients von einer japanischen Forschergruppe veröffentlicht wurde, deutet darauf hin, dass es in der Pflanzenwelt einen möglichen Ausreißer geben könnte. Der Untersuchungscase beschäftigte sich mit der Suche nach bioaktiven Formen des Vitamins aus pflanzlicher Herkunft. Wie zu erwarten, wiesen die meisten untersuchten Pflanzen zu geringe und zudem schwankende Vitamin B12 Konzentrationen auf, um eine gesunde Versorgung zu gewährleisten. Bei getrockneten Shiitake-Pilzen etwa wiesen die Analysen zwar einen erhöhten Gehalt auf, dennoch in sehr schlechter Bioverfügbarkeit, sodass ein gesunder Erwachsener etwa 50 Gramm davon am Tag konsumieren müsste.

Ähnliche Ergebnisse ergaben auch die Untersuchungen der anderen pflanzlichen Quellen. Entweder ist die Dosierung innerhalb der Pflanzenart zu gering oder aber die Verfügbarkeit für den menschlichen Organismus ungeeignet. Es scheint allerdings einen Ausreißer in dieser Studie zu geben, und zwar in Form der getrockneten Nori-Alge. Sie spielt eine tragende Rolle in der japanischen Küche und wird beispielsweise in der Zubereitung von Sushi verwendet. Die Untersuchungen legen nahe, dass bereits der tägliche Verzehr von 4 Gramm der Nori-Alge für eine ausreichende Versorgung mit Vitamin B12 sorgen dürfte. Nori wartet noch mit anderen hochwertigen Nährstoffen wie Eisen und mehrfach gesättigter Fettsäuren auf und ist somit eine absolute Bereicherung deines Speiseplans auf dem Weg in den veganen Lifestyle. Weitere Belege für die Studie stehen noch aus und es bleibt abzuwarten, welche Rolle die Nori-Alge möglicherweise in der Ernährung der Zukunft spielen könnte. Bis auf weiteres empfiehlt die Vegan Society vor diesem unklaren Hintergrund ein Supplementieren von Vitamin B12. Dies kann über hochwertige Nahrungsergänzungsmittel erfolgen oder durch Coenzym angereicherte Lebensmittel wie etwa Hafer- oder Sojamilch. Es ist an dieser Stelle ausdrücklich davor zu warnen, auf ein Supplementieren oder den Konsum von angereicherten Lebensmitteln bis zu einer endgültigen Validierung der Studie zu verzichten.

Solltest du dich dennoch dafür entscheiden auf Ergänzungen zu verzichten, solltest du dich in regelmäßigen Abständen von deinem Arzt untersuchen lassen, da eine Gewissheit für die ausreichende Versorgung über die Nori-Alge nach aktuellem Kenntnisstand nicht wissenschaftlich fundiert dargelegt werden kann. Denn auch wenn es ein Leichtes ist, deinen Bedarf über Supps oder angereicherten Lebensmitteln zu decken, könnte der endgültige Beweis für eine ausreichende Versorgung über pflanzliche Quellen, das Bild des unterernährten Veganers ein für alle mal entkräften. Nach aktuellem Stand der Forschung gibt es allerdings tatsächlich einen hervorragenden Kandidaten dieses neue Bild jetzt schon zu festigen. Wissenschaftler schreiben Chlorella bioverfügbares Vitamin B12 zu. Es empfiehlt sich Chlorella seinem Speiseplan hinzuzufügen. Du kannst deine Speisen mit dem würzigen Geschmack von Chlorella aufpeppen.

41. Nice to know

Vitamin B12 ist als „Coenzym“ Zuarbeiter und somit Teil eines Enzyms, welches Reaktionen in deinem Organismus steuert. Es ist ein wesentlicher Bestandteil für die Zellteilung und Ausdifferenzierung. Außerdem hilft es bei der Synthese und Modifikation von DNA sowie bei diversen Stoffwechselprozessen von Fetten und Aminosäuren.

Angeberwissen:

Vitamin B12 unterstützt den Organismus bei der Transformation von Homocystein (eine Aminosäure, die nicht in Proteinen vorkommt) zu Methionin. Diese spezielle Aminosäure ist für den Aufbau von Proteinen unabdingbar. Wir können diese nicht selbst synthetisieren, deshalb ist die regelmäßige Zufuhr von B12 so wichtig.

42. Woher bekommen denn dann Tiere ihr Vitamin B12?

Bei dieser Frage muss man differenzieren und ganz klar sagen: Es kommt auf das Tier an. Fleischfressende Tiere, also zum Beispiel Hunde oder Raubkatzen, benutzen dieselbe Quelle wie wir Menschen. Wohingegen Rinder und Schafe Eigenproduzenten sind. Sie generieren über ihren sogenannten Pansen (Vormagen), mit einer ausgeprägten Flora an Mikroorganismen und Einzellern das Vitamin B12. Wichtig hierfür ist allerdings eine ausreichende Kobalt Zufuhr, welches für die Synthese benötigt wird. Vom Vormagen aus wird das Vitamin B12 dann an die Darmwand gespült und dort absorbiert. Es gibt aber auch Tierarten, bei denen B12 über das Futter zugeführt wird. Darunter sind Schweine und Geflügel.

43. Wie du eine Vitamin B12-Unterversorgung erkennen kannst?

Dafür geeignet ist der sogenannte Holo-Transcobalamin-Test (Holo-TC), bei dem ausschließlich die aktive, wirksame Form des Vitamin B12 gemessen wird. Anhand deines Holo-TC-Wertes lässt sich recht zuverlässig bestimmen, ob du ausreichend B12 zu dir nimmst oder ein akuter Mangel besteht. Leider musst du diese Tests in der Regel selbst bezahlen. Die Kosten sind aber mit jeweils rund 20 Euro überschaubar. Sobald du deine Supplementation optimal auf deine Bedürfnisse abgestimmt hast, genügt es, wenn du sie zur Überprüfung alle ein bis zwei Jahre durchführen lässt.

44. Welches B12-Supplement sollte ich verwenden?

Vitamin B12 kommt in vielen unterschiedlichen Formen vor, von denen unser Körper aber nur einige wenige verwerten kann. Wenn es um Supplemente und angereicherte Lebensmittel geht, wirst du immer wieder auf die folgenden vier Varianten stoßen:

a) **45. Cyanocobalamin** ist eine synthetische Form des Vitamin B12. Es zeichnet sich durch eine hohe Stabilität aus und ist es die am besten erforschte B12-Form, mit nachgewiesener Wirksamkeit.

b) **46. Hydroxocobalamin** ist das am häufigsten in Lebensmitteln vorkommende B12. Genau wie das Cyanocobalamin muss es im Körper erst in die beiden aktiven Coenzym-Formen Methylcobalamin und Adenosylcobalamin umgewandelt werden – was aber für die meisten Menschen kein Problem darstellt.

c) **47. Methylcobalamin und Adenosylcobalamin** sind die im Körper wirksamen Coenzymformen des Vitamin B12. Auch sie sind Einzeln oder als Kombi-Präparat mit Hydroxocobalamin (MHA-Formel) als Supplement erhältlich.

48. Fazit:

Es ist daher gut möglich, deinen täglichen Bedarf über eine ausgewogene Ernährung und einer an dich und deine Bedürfnisse angepasste Supplementierung zu decken. Ergänze deinen Speiseplan mit Chlorella und der Nori-Alge.

49. Ein weiteres „kritisches“ Vitamin - Vitamin D

Bei dem sogenannten „Sonnen-Vitamin“ handelt es sich eigentlich nicht wirklich um ein Vitamin, sondern eher um ein Hormon. Es wird zu 80 Prozent über die Sonneneinstrahlung synthetisiert. Die restlichen 20 Prozent sollten über die Nahrung zugeführt werden. Da sich Vitamin D aber hauptsächlich in fettreichem Fisch finden lässt, kommt es für deine neue Ernährungsform nicht infrage. Vitamin D ist an unzähligen Regulierungsmechanismen im menschlichen Körper beteiligt und spielt deshalb eine tragende Rolle in deiner Gesundheit. Wie schon erwähnt, wird der Löwenanteil über die Haut aufgenommen. Durch die Einwirkung des UV-Lichts der Sonne wird das „Vitamin“ in deinen Hautzellen gebildet. Von dort aus wird es in weiteren Transformationsschritten in Leber und Niere zu Calcitriol ausgebildet, welches die aktive Form des Vitamins D3 darstellt. Es ist für die Kalziumhomöostase, also für die Aufnahme, Speicherung und Ausscheidung von Kalzium verantwortlich.

50. Was hat Vitamin D3 mit deiner Gesundheit zu tun?

a) 51. Knochenstoffwechsel

Wie bereits erwähnt, ist die Hauptaufgabe von Vitamin D, der Regulationsprozess des Calciumstoffwechsels. In früheren Zeiten kam es nicht selten zu schwersten Mangelzuständen, die unter anderem zu Knochenschwund führten. Heutzutage ist ein derartiger Mangelzustand in unseren Breitengraden eher untypisch. Dennoch ergab eine repräsentative Studie des Robert-Koch-Instituts aus dem Jahr 2017, dass in Deutschland lediglich 38-39 Prozent ausreichend mit Vitamin D3 versorgt waren.

b) 52. Prävention vor Krebserkrankungen

Abschließende Studien für die Hypothese, dass die Supplementation von Vitamin D eine gute Präventionsmaßnahme für Krebserkrankungen sein könnten, stehen zwar noch aus, dennoch lässt die Datenlage Hoffnung zu. Die im Jahr 2017 abgeschlossene VITAL-Studie des deutschen Krebsforschungszentrums an über 25.000 Patienten lässt vermuten, dass es eine Korrelation zwischen einem niedrigen Vitamin D-Spiegel und eines erhöhten Krebsrisikos zu geben scheint. Aktuell befindet sich die Studie in der Nachbeobachtungsphase. Weitere Studien zur Thematik wurden im November 2019 in Finnland, England und Australien durchgeführt. Eine finnische Studie fand im Oktober 2018 nach über 5 Jahren ihr Ende. Die Ergebnisse stehen allerdings noch aus. Sollten die Studien den direkten Zusammenhang beweisen, wird die Supplementieren mit hochwertigem Vitamin D3 sicher eine wichtigere Rolle im Kampf gegen Krebserkrankungen zu Teil werden. Auch die Frage nach einer wirksamen Begleittherapie müsste dann neu gedacht werden.

c) 53. Autoimmunkrankheiten

Der derzeitige Erkenntnisstand legt nahe, dass auch Autoimmunkrankheiten, wie beispielsweise Multiple Sklerose, Psoriasis oder Morbus Crohn durch einen niedrigen Vitamin D3-Spiegel begünstigt werden. Eine Unterversorgung kann bei älteren Menschen auch zu Osteoporose, Demenz und Hirnleistungsstörungen führen.

d) 54. Immunantwort

Ein weiterer maßgeblicher Effekt hat Vitamin D3 auf deine Immunantwort bei wiederkehrenden Infekten. Wissenschaftler der Universität in Kopenhagen fanden heraus, dass das „Sonnenhormon“ ruhende Immunzellen zu Killerzellen aktivieren kann und sie bei direktem Kontakt mit dem Erreger aktiv werden lässt.

e) 55. Depressionen

Der neueste Forschungsgegenstand legt nahe, dass es einen Zusammenhang zwischen einem niedrigen D3-Spiegel und Depressionen geben könnte. Bewiesen ist diese Annahme bislang nicht. Es gibt aber genug Indizien dafür, dass eine Korrelation mit hoher Wahrscheinlichkeit zutrifft. Bei etlichen depressiven Patienten wurde ein erniedrigter Spiegel gemessen. Vitamin D ist maßgeblich an der Synthese des Transportmoleküls 5-HTT beteiligt, welcher Serotonin (Glückshormon) in das Gehirn befördert.

56. Nice to know

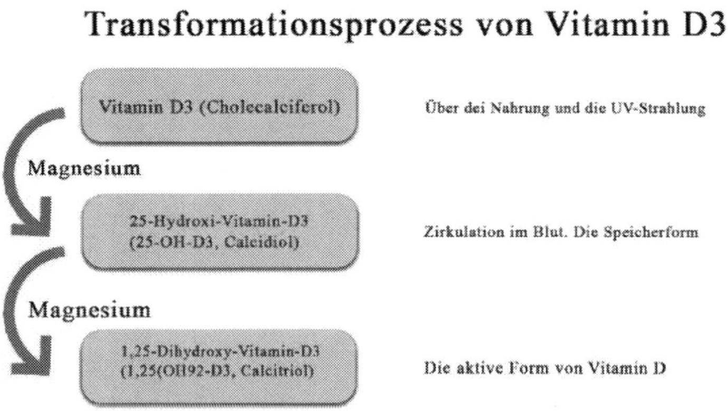

Abb.6 Vitamin D3 Aufnahme

Wie du in der Abbildung sehen kannst, durchläuft das Vitamin D für alle hormonellen Wirkungen mehrere Umwandlungsschritte. Hierbei wird das Vitamin D3 zunächst in die Form gebracht, die überhaupt erst in deinem Körper zirkulieren kann, dem 25-Hydroxy-Vitamin-D. Für die Umwandlung ist Magnesium unverzichtbar. Ein weiterer Kofaktor ist das Vitamin K2, welches zur Calciumverwertung notwendig ist. Warum diese Information für dich wichtig ist, kannst du in der Abbildung sehen. Erst in der letzten Umwandlungsstufe handelt es sich um aktives Vitamin D3.

57. Warum der übliche Messwert beim Doc irrelevant ist

25-Hydroxy-Vitamin D3 – Dieser abstrakt klingende Begriff für die Vorstufe der im Organismus aktiven und somit ausführenden Form ist deshalb interessant, weil es sich hier um die Zirkulations- und Speicherform des Hormons handelt. Das bedeutet, dass es sich hierbei um die häufigste Form von Vitamin D in deinem Körper handelt. In dieser Form zirkuliert es an DPB gebunden (Vitamin D bindende Proteine), überall im Organismus umher und wird wegen seiner Häufigkeit als ausschlaggebendes Mittel für den Vitamin D-Bluttest verwendet. Das mein lieber zukünftiger Veganer ist aber ein gravierendes Problem. Denn die Versorgung mit dem „Sonnenhormon“ wird anhand dieser Zirkulations- und Speicherformen beurteilt und nicht anhand des eigentlich wirksamen Vitamin D. Die eigentliche und wirksame Form, das Calcitriol, wird nur bei Bedarf vom Körper synthetisiert und nach gemachter Arbeit rasch wieder abgebaut.

Was du daraus schließen kannst ist, dass der gängige Messwert sehr stark schwankt und daher nur schlechte Schlüsse auf deine allgemeine Versorgung zulässt.

58. Merke:

Um eine differenzierte Aussage über deinen Vitamin D3 Spiegel treffen zu können, solltest du beim Arzt einen Calcitriol-Test in Auftrag geben. Dieser Test kostet in etwa 30 Euro. Als Referenzbereich gilt: Für Erwachsene liegt der Wert etwa bei 20 bis 67 ng/l.

59. Was tun in den dunklen Wintermonaten?

Dein Körper ist Gott sei Dank in der Lage, über den Sommer ein Vitamin D3 Depot anzulegen und für den langen Winter zu speichern. Natürlich nur, wenn du regelmäßig in die Sonne gehst – und zwar ohne Sonnenschutzmittel (ca. 30 Minuten täglich). Vitamin-D ist ein fettlösliches Vitamin und wird daher im Körperfett gespeichert. Sind die Vitamin-D-Speicher voll, dann kommst du mit diesem Vorrat recht gut durch den Winter. Von April bis September heißt es Sonne tanken. Leider haben wir gerade in Deutschland immer wieder vermehrt graue und triste Tage, die dir das Sonnentanken erschweren. Deswegen ist es ratsam, ab September mit dem Supplementieren zu beginnen. Wir empfehlen dir hochwertige Vitamin D3 Tropfen mit Vitamin K2 einzunehmen und mit regelmäßiger Magnesium Zugabe abzurunden.

60. Wie sieht es mit Omega-3 und Omega 6 Fettsäuren aus?

Wichtig ist erst einmal zu verstehen, was denn Fette überhaupt sind und welche Funktionen die Aufnahme in deinem Körper erfüllt. Zum einen sind Fette Geschmacksträger und machen dein wohlverdientes Abendessen so lecker. Zum anderen handelt es sich bei Fetten um Energielieferanten, die doppelt so viel Energie zur Verfügung stellen wie die gleiche Menge Proteine oder Kohlenhydrate. Die Hauptaufgabe ist es allerdings, deinem Körper dabei zu helfen, die fettlöslichen Vitamine A, D, E und K aufzunehmen.

61. Aber auch hier muss man wieder differenzieren, denn Fett ist nicht gleich Fett!

Du hast bestimmt schon einmal etwas über gesättigte und ungesättigte Fettsäuren gehört. Wir erklären dir den Unterschied in aller Kürze, da du als angehender Veganer nicht Gefahr läufst, allzu viele gesättigten Fettsäuren zu dir zu nehmen. Denn die meisten gesättigten Fettsäuren verbergen sich in allen Lebensmitteln, die furchtbar ungesund für dich sind. Neben Wurst und Fleischprodukten findest du sie auch in Süßigkeiten und Gebäck, in Fast Food und stark verarbeiteten Lebensmitteln. Wohingegen du mit einer pflanzlichen Ernährung die wertvollen Fettsäuren zu dir nehmen wirst, insbesondere, wenn du die Ratschläge in diesem Buch beherzigst. Ungesättigte Fettsäuren findest vor allem in Nahrungsmitteln wie Avocados, Oliven und Nüssen. Dieses Thema ist sehr komplex und könnte ein weiteres

Buch füllen. Mit diesen Angaben und der Bestärkung deines Vorhabens weißt du darüber, was man wissen muss. Wir wollen uns stattdessen den Unterschied zwischen essenziellen und nicht-essenziellen Fettsäuren ansehen, weil diese Kategorien gerade für deinen neuen Lifestyle hoch interessant sind. Im Bereich der Omega-3-Fettsäure wird dir gleich einiges klar werden.

62. Essenzielle Fettsäuren - Das sind Linolsäure und die alpha-Linolensäure

Wie die Namensgebung beinahe schon so frech verraten hätte, handelt es sich bei essentiellen Fettsäuren um lebensnotwendige Fettsäuren, die unser Organismus nicht selbst herstellen kann. Und was genau tun wir, wenn unser Körper Stoffe nicht selbst produzieren kann? Ganz genau – wir nehmen sie mit der Nahrung zu uns. Für uns Menschen sind nur zwei essentielle Fettsäuren relevant:

a) **Linolsäure** – gehört zu den sogenannten Omega-6-Fettsäuren

b) **Alpha Linolsäure** – die zu den Omega-3-Fettsäuren zählt.

Der Körper leistet auch hier wieder enorme Transferleistungen und stellt aus der Alpha-Linolensäure zwei andere Omega-3-Fettsäuren her. Wozu wir diese benötigen, werden wir noch sehen:

a) **Eicosapentaensäure** (kurz EPA)

b) **Docosahexaensäure** (kurz DHA)

Diese beiden Vertreter werden auch als semi-essentiell bezeichnet. Dein Körper kann sie zwar selbst herstellen, benötigt aber für die Synthese die Alpha-Linolensäure. Die Reihe der Omega-3-Fettsäuren lässt sich noch um einige weitere verlängern. All diese Fettsäuren sind allerdings nicht essentiell, d.h dein Körper ist selbst dazu in der Lage, sie herzustellen.

63. Wozu benötigen wir essentielle Fettsäuren?

Die Hauptaufgabe der essentiellen Fettsäuren ist es, deine Zellen elastisch zu halten, damit dein Körper reibungslos arbeiten kann. Sie unterstützen dich aber auch nach einem anstrengenden Training, wenn deine Muskulatur eine Portion Regeneration benötigt. Außerdem unterstützen sie die Produktion von Hormonen, die Zellerneuerung und unterstützen dein Immunsystem. Eine neue Studie wies nach, dass bei Zugabe das Risiko, an einer Herz-Kreislauf-Erkrankung zu leiden, gesenkt werden konnte.

64. Gute Lieferanten der essentiellen Fettsäuren

Doch in welchen Lebensmitteln finden wir denn nun die wichtigen Fettsäuren?

Linolsäure: Du findest die Omega-6-Säure zum Beispiel in Distelöl, Sonnenblumenöl, Weizenkeimen, Walnüssen und Sojabohnen.

Alpha-Linolensäure: Diese essenzielle Omega-3-Fettsäure

kannst du in Leinöl finden. Weitere hervorragende Quellen sind, Öle aus Hanf, Walnüssen, Raps und Weizenkeimen, Sojabohnen oder Chiasamen.

65. EPA und DHA: Die beiden semi-essentiellen Fettsäuren kannst du nur in bestimmten Algenarten finden, nämlich in Mikroalgen. So gelangen die Fettsäuren über die Nahrungskette auch in bestimmte Kaltwasserfische wie Makrelen oder Heringe. Da wir an dieser Stelle keinen Fisch empfehlen wollen, haben wir für dich die ultimative Alternative: Leindotter. Es handelt sich um eine einjährige Krautpflanze, die EPA und DHA produziert. Diese genveränderte Pflanze liefert dir genauso viele Anteile wie Fischkapseln.

66. Welche Mengen werden empfohlen?

Laut der Deutschen Gesellschaft für Ernährung (DGE) sollten täglich etwa 2,5 Prozent der gesamten Kalorienzahl aus Omega-6-Fettsäuren bestehen und etwa 0,5 Prozent aus Omega-3-Fettsäuren. Diese Mengen kannst du mit veganer Ernährung ohne Probleme erreichen.

67. Das Verhältnis muss stimmen

Linolsäure und Alpha-Linolensäure benötigen dasselbe Enzym, um Stoffwechsel anzutreiben. Die beiden Fettsäuren buhlen sozusagen um die Vorherrschaft. Deshalb ist es wichtig, auf das richtige Verhältnis zu achten. Als optimal wird eine Mischung von 5:1 eingestuft. Hier liegt des Pudels Kern begraben, denn als

Veganer hast du nicht unbedingt Probleme damit, deinen Omega-6- Fettsäuren zu dir zu nehmen, sondern aus dem gesunden Verhältnis zu fallen. Denn anstatt zu wenige Omega-3-Fettsäuren nimmst du als Veganer eher zu viele Omega-6-Fettsäuren zu dir. Das Verhältnis liegt bei Veganer etwa bei 13-20:1. Das ist natürlich kritisch zu beurteilen. Als Folge dessen kann die Herstellung von EPA und DHA aus alpha-Linolensäure vermindert werden. Grund ist, dass die zur Synthese benötigten Enzyme von der überschüssigen Linolsäure beansprucht werden.

68. EPA und DHA: Die Achillesferse der veganen Ernährung

Der Einwand dieser kritischen Stoffe doch einfach mit auf den Speiseplan zu packen, scheitert meist an der Tatsache, dass Fisch für uns Veganer tabu ist und auch Mikroalgen nicht unbedingt als regelmäßiger Snack dient. Die EPIC-Norfolk Studie legt die Vermutung nahe, dass der EPA und DHA Bedarf bei Fischessern um ein Vielfaches mehr gedeckelt sein dürfte als bei Fleischessern. Fleischesser weisen einen höheren Gehalt auf als Vegetarier. Leider differenziert die Studie nicht zwischen Vegetariern und Veganern. Die logische Konsequenz wäre es aber, dass Veganer eben noch mehr unter einem Mangel leiden.

69. Gesundheitliche Risiken eines zu niedrigen EPA/DHA Levels

Prinzipiell schreibt man Omega-3-Fettsäuren einen hohen Schutzgrad für unsere Blutgefäße zu. In einigen Studien konnte gezeigt werden, dass Omega-3-Fettsäuren die Fließeigenschaften des Blutes positiv beeinflussen, ebenfalls können die Blutfettwerte reguliert werden und Entzündungsprozesse abgemildert. Eine gute Versorgung gilt daher als A und O zur Vorbeugung von Herz-Kreislauf-Erkrankungen. Wie du nun schon weißt, nehmen Veganer weniger DHA und EPA auf als Omnivore. Bisher besteht kein Verdacht, dass die geringere Aufnahme bei Veganern überhaupt einen gesundheitlichen Effekt hat, denn interessanterweise erleiden Veganer insgesamt seltener Herz-Kreislauf-Erkrankungen als Fleischesser. Auf der anderen Seite sind die positiven Wirkungen der beiden semi-essentiellen Fettsäuren gut erforscht und nachgewiesen. Es ist also gut möglich, dass du dir etwas Gutes damit tust die beiden Omega-3-Fettsäuren zu supplementieren.

70. Lifehacks für eine optimale Versorgung von Omega-3-Fettsäuren

Ich gebe dir nun wichtige Tipps an die Hand, mit denen es dir möglich sein wird, deinen Bedarf an Omega-3-Fettsäuren zu decken.

71. Lifehack 1: Du kannst die Aufnahme an Omega-3-Fettsäuren erhöhen, indem du deinen Smoothies einen Teelöffel Leinöl hinzugibst. Du kannst auch dein Frühstücksmüsli mit Chiasamen oder Leinsamen aufpeppen.

72. Lifehack 2: Supplementiere gegebenenfalls mit EPA und DHA. Der Markt für rein pflanzliche Supps ist riesig geworden und wächst stetig weiter. Wir empfehlen dir Supplements auf

Algenbasis, denn sie enthalten zusätzlich viele wertvolle Spurenelemente. Alternativ kannst du auch nur DHA zuführen, denn es ist der Grundbaustein für die Synthese von EPA.

73. Lifehack 3: Reduziere den Konsum von Omega-6-Fettsäuren. Meide pflanzliche Öle, die ein schlechtes Verhältnis aufweisen. Das können unter anderem Distel- oder Sonnenblumenöle sein.

74. Nice to know

Mögliche Symptome bei einem Omega-3 Mangel:

- Sehschwäche
- Probleme mit der Hautgesundheit
- Müdigkeit
- Muskelschwäche

75. Wie sieht es mit Jod aus – welche Funktion hat Jod im Körper?

Das lebenswichtige Spurenelement ist unter anderem für Wachstumsprozesse, die Entwicklung des Nervensystems und damit deines Gehirns zuständig. Jod reguliert über deine Schilddrüse und deren Hormone den Stoffwechsel und das Herzkreislaufsystem. Etwa 75% des Jods im Körper befindet sich in der Schilddrüse. Dort ist Jod ein essenzieller Bestandteil der Schilddrüsenhormone T3 (Trijodthyronin) und T4 (Tetrajodthyronin). T3 und T4 erfüllen im Körper lebenswichtige

Funktionen, zum Beispiel bei der Entwicklung von Knochen und Gehirn. Außerdem beeinflussen sie Stoffwechselprozesse von Proteinen, Kohlenhydraten und Fetten sowie unseren Grundumsatz (die Energiemenge, die unser Körper im Ruhezustand verbraucht). Die DGE (Deutsche Gesellschaft für Ernährung) gibt Jod als kritischen Nährstoff in einer veganen Ernährungsform an. Es ist wichtig, zu verstehen, dass die Ernährungsform hierzulande wenig mit der Versorgung von Jod zu tun hat. Laut nationaler Verzehrstudie II (NVS II) wären ohne den Konsum von Jodsalz bis zu 90 Prozent der Omnivoren unterversorgt. Daraus kann man folgerichtig schließen, dass ein Jodmangel weniger mit einer pflanzlichen Ernährung zusammenhängen kann. In Wahrheit liegt das Problem bei unseren Böden, die von Natur aus eher jodarm sind.

76. Welche pflanzlichen Lebensmittel sind gute Jodquellen?

Die Empfehlung der DGE für Jod beträgt 200 µg pro Tag für Erwachsene. Diese Empfehlung beruht auf Schätzungen. Es wird vermutet, dass sich der menschliche Organismus an die aus der Nahrung erhaltene Jodmenge anpassen kann. Oft wird in den Lehrbüchern Seefisch als optimale Jodquelle genannt. Dabei gibt es pflanzliche Lebensmittel, die zum Teil ein Vielfaches an Jod enthalten – Du kennst sie bereits aus den vorherigen Kapiteln. Die Zauberjodquelle sind Algen! Je nach Algenart können diese bis zu 110 mg Jod / 100 g enthalten (Direkter Vergleich: Seelachs enthält 200 µg Jod / 100 g, das sind 0,2 mg / 100 g). In Deutschland stehen Algen ja eher weniger auf unserem

Speiseplan. Wie sieht es mit anderen pflanzlichen Lebensmitteln aus? Mit 10-20 µg pro 100g, weisen beispielsweise Champignons, Erdnüsse, Brokkoli, Kürbiskerne oder auch Spinat eine eher hohe Dosierung auf. Im Klartext bedeutet das, du müsstest schon eine enorme Menge der aufgezählten Lebensmittel zu dir nehmen, um deinen Bedarf zu decken. Deine tägliche Dose Spinat macht dicke Unterarme... also Guten Appetit! Spaß beiseite. Viele Wege führen zum Jod.

77. Jodiertes Speisesalz

Wie du schon weißt, herrscht in unseren Breitengraden eine Jodarmut in unseren Böden. Im Rahmen einer Jodprophylaxe wurde versucht, die Zufuhr durch Zugabe in Tierfuttermittel und die Anreicherung des Speisesalzes für die Allgemeinbevölkerung zu erhöhen. Die Zulassung für jodiertes Speisesalz in Deutschland für den Privat- und die Gemeinschaftsverpflegung liegt seit 1989 vor. Jodiertes Speisesalz enthält 15-25 mg Jod pro kg Salz. Der Mittelwert bei 5g jodiertem Speisesalz täglich liegt bei etwa 100 µg Jod. Das entspricht der halben Zufuhrempfehlung. Die Zugabe von jodiertem Speisesalz in Fertiggerichten oder auch Kantinen Mahlzeiten hat aus Sicht der Kritiker eine Schattenseite. Sie sprechen gerne von einer „Zwangsjodierung". Sie befürchten den Anstieg von Schilddrüsenerkrankungen durch die unkontrollierte Jodzufuhr. In einer ausführlichen Stellungnahme des Bundesinstituts für Risikobewertung (BfR) wurden ganz klar andere Ergebnisse veröffentlicht. Laut der Stellungnahme hat sich die Anzahl der Schilddrüsenerkrankungen seit Einführung des jodierten Speisesalzes weder vermehrt, noch sind die Zahlen rückläufig.

78. Wie du einen Jodmangel erkennen kannst.

Nach diesen ganzen Informationen fällt dir sicher auf, dass eine Aufnahme von 200 µg pro Tag schwierig zu erreichen sein könnte. Wie also kannst du deinen Bedarf decken und wie kannst du einen möglichen Jodmangel feststellen? Als erstes würden wir dir empfehlen, möglichst immer frische Lebensmittel zu konsumieren und auf Fertiggerichte zu verzichten. Wie du in den anderen Kapiteln schon erfahren hast, handelt es sich um ein komplexes Zusammenspiel der einzelnen Metabolismen in einem fein abgestimmten System, das von frischen und nährstoffreichen Lebensmitteln profitieren kann. Dies verhält sich hier nicht anders. Wie du schon erfahren hast, enthalten besonders Algenarten eine hohe Dosis an Jod. Ich wage an dieser Stelle eine steile Aussage und behaupte, dass Algen einen großen Teil unserer zukünftigen globalen Nahrungsversorgung ausmachen werden. Also warum nicht jetzt schon damit beginnen? Richtig zubereitet, verfeinern sie bestehende Gerichte, doch dazu später mehr.

79. Welche Algenarten gibt es und welchen Jodgehalt haben diese?

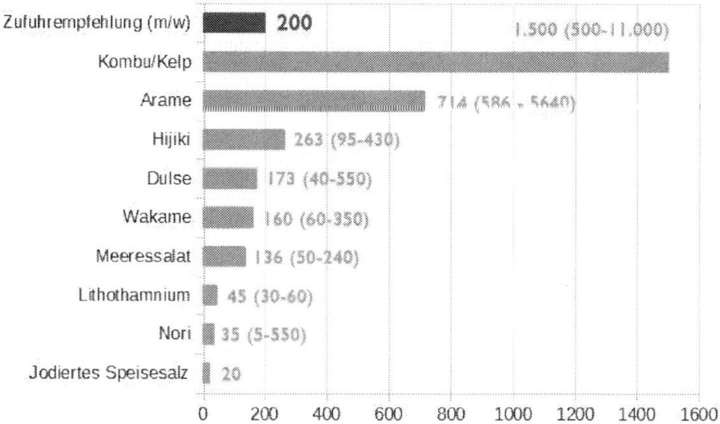

Abb.7 Die besten Jodquellen (Angaben in Mikrogramm pro 1 Gramm (Trockengewicht))

80. Welche Algenart eignet sich am besten?

Wie du in der Grafik deutlich erkennen kannst, sind einige Algenarten derart jodreich, dass du bereits mit dem Verzehr von weniger als ein Gramm eine Überkompensation riskieren würdest. Algen weisen generell starke Schwankungen des Jodgehaltes auf. Insbesondere Kombu/Kelp und Arame scheinen also gewissermaßen unsichere Quellen zu sein. Auch die anderen Algenarten weisen eine enorme Schwankung auf. Der Unterschied ist, dass der Gesamtgehalt bei diesen Arten geringer ist und somit eine Überversorgung eher ausgeschlossen ist. Es ist beispielsweise möglich den Tagesbedarf mit bereits 1-3g getrockneter Dulse, Nori oder Wakame, kinderleicht zu decken.

Solltest du den Algensnack für zwischendrin eher meiden wollen und auch auf jodiertes Speisesalz verzichten wollen, ist es zu empfehlen, deinen Bedarf über ein geeignetes Präparat zu decken.

81. Wie du deinen Jodhaushalt überprüfen kannst

a) Jod wird über den Urin ausgeschieden. Je mehr Jod du aufnimmst, desto mehr wird auch wieder ausgeschieden. Ein einfacher Test beim Hausarzt wird dir erste Erkenntnisse über deine Jodaufnahme liefern.

b) Ein weiterer Indikator für deinen Jodhaushalt ist das Hormon TSH (Das HORMON TSH wird von der Hirnanhangsdrüse gebildet. Es reguliert die Bildung der Schilddrüsenhormone). Nimmst du zu wenig Jod auf, dann ist die Konzentration an Schilddrüsenhormonen verringert, die des TSH im Blut wiederum erhöht. Die Folge: Die Schilddrüse wächst und es entwickelt sich ein sichtbarer Kropf.

82. Nice to know:

Auch wenn ein Betroffener einen Kropf ausgebildet hat, muss das nicht bedeuten, dass sich auch eine Beeinträchtigung der Schilddrüse ergibt. Wenn diese nicht bemerkt wird und unbehandelt bleibt, kann es zu folgenden Symptomen kommen: trockene Haut, Kälteempfindlichkeit, Konzentrationsschwäche, verlangsamte Reflexe.

In der Schwangerschaft sollte besonders auf die ausreichende Zufuhr geachtet werden. Mit einer Unterversorgung riskiert die werdende Mutter das Leben ihres Ungeborenen. Auch nach der Entbindung ist darauf zu achten, dass der Jodtank ausreichend befüllt ist. Eine Unterversorgung in der Still- und Wachstumszeit kann zu Kretinismus, Wachstumsstörungen, massiven geistigen Einbußen oder sogar zu irreparablen Störungen des Nervensystems führen.[1]

83. Ernährung macht den Unterschied- Wie kannst du deine Jodversorgung sicherstellen?

Du bist nun in der Lage deinen Jodgehalt zu decken und dich

gesund zu ernähren. Wir geben dir an dieser Stelle ein paar Hacks mit, die die Aufnahme von Jod optimieren können:

84. Lifehack 1: Jodiertes Speisesalz enthalten in der Regel dieselbe Konzentration. Der Referenzwert bei 5g ist 75-125 µg Jod. Damit fährst du schon mal die Hälfte der Miete ein.

85. Lifehack 2: Peppe deinen Salat mit der Nori-Alge auf. Die Alge enthält 60µg Jod / g (vgl. mit der Übersicht zuvor). Es schmeckt nicht nur, sondern liefert dir eine ganze Menge deines täglichen Bedarfs.

---

1 Als KRETINISMUS bezeichnete man das Vollbild einer angeborenen Hypothyreose mit irreversiblen Hirnschäden und mentaler Retardierung.

86. Beachte Folgendes:

Kohlrabi, Süßkartoffeln, Raps und Sojabohnen enthalten sogenannte strumigene Substanzen, die in die Jodaufnahme in der Schilddrüse hemmen können und somit das Kropfwachtsum fördern.

87. Calcium

Wie du bereits weißt, benötigt dein Körper Calcium, um in deinem Körper das Hartgewebe zu bilden. Es mineralisiert also Zähne und Knochen. Außerdem stabilisiert es deine Zellwände und hilft bei der Blutgerinnung. Bei Bedarf bedient sich dein Organismus in den Depotspeichern für Calcium deiner Knochen. Überschüssiges Calcium wird über den Stuhl ausgeschieden. Ein Calciummangel kann zu Osteoporose führen.

88. Nice to know

Bezüglich der Calciumaufnahme haben Veganer einen klaren Vorteil. Denn das Calcium aus pflanzlichen Quellen wird viel besser vom Körper aufgenommen als z.B. aus Milch.

89. Welche hochwertigen pflanzlichen Quellen gibt es?

Eines muss vorab gesagt sein: Es gibt manche pflanzlichen Quelle, die sich nicht gut als Calciumquelle eignen. Ihre Bioverfügbarkeit lässt sehr zu wünschen übrig. Dazu zählen oxalsäurereiche[2] Gemüsesorten, wie Mangold oder Spinat. Die Resorptionsrate dieser Gemüsearten beträgt lediglich 5 bis 8%.

90. Calciumgehalt:

Die besseren Calcium Lieferanten	(mg/100g)
Sesam	780 mg
Mandeln	269 mg
Grünkohl	210 mg
Feigen	190 mg
Bohnen	110 mg
Tofu	100 mg
Brokkoli	90 mg
Milch	120 mg

Abb.8 Calciumgehalt vegan

Wir lassen dich auch nicht beim Thema Calcium allein. Sie existieren die pflanzlichen Lebensmittel mit einer weit höheren Bioverfügbarkeit. An der Tabelle unten kannst du den direkten Vergleich zwischen Milch und pflanzlichen Quellen sehen. Die Bioverfügbarkeit der oben angegebenen Lebensmittel ist sehr gut. Sie liegt bei Brokkoli um die 60 Prozent, bei Pak Choi um die 50

---

[2] Antinutritive Substanz, verschlechtert Verfügbarkeit von Mineralstoffen.

Prozent und sogar bei Grünkohl bei 49 Prozent. Gerade in der asiatischen Bevölkerung ist der Milchkonsum eher gering und trotzdem schaffen sie es, ihren Calciumbedarf seit vielen Jahrtausenden zu decken.

91. Calciumbedarf:

Altersgruppe	**Mg Calcium pro Tag**
Kinder und Jugendliche	
1 bis unter 4 Jahre	600
4 bis unter 7 Jahre	750
7 bis unter 10 Jahre	900
10 bis unter 13 Jahre	1100
13 bis unter 19Jahre	1200
Erwachsene	
Männer	1000
Frauen	1000
Schwangere und Stillende	
Unter 19 Jahren	1200
19 Jahre und älter	1000

Abb.9 Calciumbedarf nach Alter

93. Kleiner Reminder:

Wie du schon in diesem Buch gelernt hast, spielt Vitamin D eine Schlüsselrolle in der Verstoffwechselung von Calcium. Deshalb achte im Sommer darauf, immer ausreichend Sonne zu tanken.

Übrigens:

Die UV-Strahlung wird bereits durch normales Fensterglas abgeblockt, weshalb du unbedingt an die frische Luft gehen solltest (Mindestens 30 Minuten am Tag).

94. Verzichte auf Calcium-Hemmer

Als Calcium-Hemmer werden Substanzen bezeichnet, die die Resorptionsfähigkeit des Körpers vermindern. Darunter fallen beispielsweise: Schokolade, Kaffee, Alkohol, Zucker und eine stark proteinhaltige Ernährung. Ebenfalls eine stark phosphorhaltige Ernährung kann störend auf die Calciumverwertung wirken. Eine ausreichende Versorgung mit hochwertigen Vitamin C hilft dir dabei, die Calciumaufnahme über die Blutbahn zu verbessern.

95. Zink und seine Funktionen im Körper

Ohne Zink geht es nicht. Das lebenswichtige Spurenelement kommt nur in sehr kleinen Dosen im Körper vor und spielt doch eine entscheidende Rolle für deinen Stoffwechsel, weil es den Grundbaustein für viele Enzyme darstellt. Einige biochemischen Prozesse könnten ohne das Spurenelement nicht ablaufen. Im Regelfall besitzt dein Körper etwa 2-4 Gramm. Da es sich aber eher um eine Zwischenspeicherung handelt, muss es regelmäßig durch die Nahrung zugeführt werden.

96. Doch was kann das Zeug?

Wie du bereits erfahren hast, ist auch Zink an entscheidenden Stoffwechselvorgängen beteiligt, wie zum Beispiel am Eiweißstoffwechsel und der Zellteilung. Ebenfalls eine große Rolle spielt Zink für Haut, Haare und die Wundheilung. Auch verschiedene Hormone sind auf das Spurenelement angewiesen sowie dein Immunsystem und die Spermienproduktion.

97. Warum du dir um Zink keine Gedanken machen musst

Wir stellen dir hier einige Tipps zur Verfügung, die du bei der Zubereitung von Hülsenfrüchten und Getreide beachten solltest, damit die enthaltene Phytinsäure abgebaut und die vorhandene Zinkmenge besser resorbiert werden kann. Phytinsäure ist per se nichts Schlechtes und weist auch förderliche Eigenschaften für den Organismus auf. In Verbindung mit Zink hingegen muss man Folgendes wissen:

98. Nice to know

> Phytinsäure ist eine bioaktive Substanz, die Pflanzen vor Fressfeinden schützen soll. Sie dient beispielsweise Hülsenfrüchten, Ölsamen oder Getreide als Phosphatspeicher. Außerdem bindet es verschiedene Mineralstoffe, die vom Keimling für das Wachstum benötigt werden.

99. Phytinsäure als Antagonist von Zink

Mit ihren komplexbildenden Eigenschaften bindet Phytinsäure Mineralstoffe an sich. Für Pflanzen ist dies durchaus von Vorteil, da die für die Keimung wichtigen Mineralstoffe gespeichert werden können. Leider unterscheidet die Säure nicht zwischen Pflanze und deinem Organismus und bindet auch in dir Mineralstoffe. Hauptsächlich aber Eisen und Zink, die dann nicht mehr aufgenommen werden können. Eine erhöhte Phytatzufuhr kann die Zinkaufnahme um bis zu 45 Prozent vermindern.

100. Hier also der versprochene Hack für eine bessere Zinkaufnahme

Der ganze Trick ist es, Hülsenfrüchte und Ölsaaten vor dem Verzehr, am besten aber über Nacht in Wasser eingeweicht und so ankeimen zu lassen. Der Keimprozess löst im Samen das Enzym Phytase, welches hierdurch aktiviert wird. Dieses Enzym ist für den Abbau der Phytinsäure verantwortlich, dass folglich kein Zink mehr an sich binden kann.

101. Selen und seine Funktionen im Körper

Auch hier handelt es sich um ein lebenswichtiges Spurenelement, dass der Körper nicht selbst herstellen kann und somit über die Nahrung zugeführt werden muss. Das wohl selenreichste Organ ist die Schilddrüse, in der bestimmte Enzyme für die Umwandlung des inaktiven Schilddrüsenhormons Thyroxin in das aktive Trijodthyronin sorgen. Diese Hormone sind beispielsweise an der Wärmeregulierung, am Energiestoffwechsel, am Grundumsatz, an der Herz-Kreislauftätigkeit, Muskelfunktion, Psyche und Fortpflanzungsfähigkeit beteiligt. Außerdem handelt es sich bei Selen um ein wirkeffektives Antioxidans, welches freie Radikale im Gewebe puffern kann. Selen trägt zur normalen Funktion der Schilddrüse bei. Du hast Glück, es ist ein leichtes, seinen Selenbedarf über vegane Ernährung zu decken. Es gibt zahlreiche Lebensmittel mit hohem Gehalt, darunter Paranüsse, Kokosnüsse, Sesam und andere Saaten.

102. Nice to know

Obwohl es sich hier um ein lebensnotwendiges Spurenelement handelt, kann eine erhöhte Aufnahme toxisch wirken. Wie immer macht die Dosis das Gift. Deshalb solltest du bei hohem Verzehr selenreicher Lebensmittel eventuell auf eine Supplementierung verzichten.

103. In welchen Lebensmitteln findest du Selen?

Welchen Selengehalt pflanzliche Nahrungsmittel haben, hängt stark vom Anbaugebiet ab. Die Beschaffenheit der Böden spielt hierbei eine entscheidende Rolle. Die Böden in unseren Breitengraden sind eher selenarm, weshalb auch die hier angebaute Nahrung nicht als zuverlässige Quelle gelten. Das einzige europäische Land, das mit Selen angereicherte Düngemittel einsetzt, ist Finnland. Selenreiche Böden gibt es beispielsweise in den Tropen oder Nordamerika. Es liegt daher nahe, Selenquellen aus Lebensmitteln der entsprechenden Regionen zu konsumieren.

104. Hier ein kleiner Überblick:

- Hülsenfrüchten
- Spargel
- Paranüsse
- Zwiebelgewächse
- Pseudogetreide
- Pilze
- Nüsse

Du solltest hin und wieder Paranüsse aus tropischem Anbau zu dir nehmen, um deine Selenversorgung sicherzustellen. Der Paranussbaum (z.B. aus Bolivien) hat die Fähigkeit Selen stark anzureichern.

105. Zufuhrempfehlung

Die DGE (Deutsche Gesellschaft für Ernährung) gibt einen Referenzrahmen von 60 – 70µg an, wobei Frauen eine geringere Menge konsumieren sollten. Stillende Frauen hingegen können die Zufuhr auf etwa 75µg erhöhen. Wie du schon gelernt hast, hängt der Selengehalt der verschiedenen Lebensmittel mit der Qualität der jeweiligen Böden zusammen. Wir haben dir eine Tabelle erarbeitet, die anzeigt, wie sich der Selengehalt des Bodens auf die Nahrungsmittel auswirkt:

106. Selengehalt:

Lebensmittel	Qualität der Böden	Selengehalt (in µg/100g)
Weizenpasta (gekocht)	Selenreicher Boden	25
Weizenpasta (gekocht)	Selenarmer Boden	3
Kichererbsen (gekocht)	Selenreicher Boden	30
Kichererbsen (gekocht)	Selenarmer Boden	4
Linsen (gekocht)	Selenreicher Boden	21
Linsen (gekocht)	Selenarmer Boden	4
Haferflocken	Selenarmer Boden	10
Paranüsse (Bolivien)	Selenreicher Boden	640

Abb.10 Selengehalt in Abhängigkeit zur Bodenqualität

Das waren bis hierher eine Menge Informationen. Gönn dir doch eine kleine Pause und mach dir einen kleinen Snack für Zwischendurch. Nach deiner Stärkung räumen wir ein für alle Mal mit all den sinnfreien Vegan-Mythen auf.

107. Snacktipp – Mandel-Chia-Energiebällchen (ca. 20 Stück)

Zutaten	Mengenangabe
Mandeln oder alternative Nüsse	**100 g**
Datteln getrocknet	**200 g**
Kakaopulver	**2 EL**
Mandel- oder Erdnussmus	**1 EL**
Kokosöl	**1 EL**
Chiasamen	**1 EL**
Wasser	**2 EL**

Abb.11 Zutatenliste Snack

Zubereitung:

Zerkleinere zunächst die Mandeln und die Datteln. Mixe die Zutaten für 30 Sekunden. Im Anschluss daran kannst du alle anderen Zutaten dazu geben und alles so lange mixen, bis sich eine gleichmäßige Masse ergibt. Du kannst die Bällchen in einem luftdichten Behältnis aufbewahren und deinen Freunden auf der nächsten Party anbieten, also insofern noch etwas nach deiner Pause übrig ist. Du kannst den Prozess der Festigung beschleunigen, indem du sie in die Gefriertruhe packst.

Da bist du ja wieder. Wunderbar!

Da du dich mittlerweile auf dem Level eines Ernährungsberaters bewegst, ist es jetzt an der Zeit dein Wissen noch etwas zu erweitern, damit du auf dem nächsten Familienfest alle Zweifler ruhigstellen kannst.

„Mein Körper wird kein Grab für andere Kreaturen sein." (Leonardo da Vinci)

Vegane-Mythen adé

In diesem Teil des Buches geht es darum, dir dabei zu helfen, auf jeden Vegan-Mythos der dir im Laufe der Zeit um die Ohren fliegen wird, eine fundierte und schlagfertige Antwort zu finden. Denn stell dir einmal folgendes Szenario vor. Es ist Sonntag, ein sonniger Sonntag, Lisa und du, ihr seid das erste Mal bei deiner Oma zu Kaffee und Kuchen eingeladen. Der Rest der Familie ist auch da. Wie so oft versteht sich nicht jeder mit jedem und so kommt es, dass dein bierbauchiger Schweinshaxen essender Onkel auch eingeladen wurde, der im Übrigen noch nichts von deinem Sinneswandel weiß.

108. Na, das kann ja heiter werden, denkst du dir jetzt bestimmt.

Aber keine Sorge, mit den folgenden Seiten bereiten wir dich auf diese oder ganz ähnliche Situationen vor. Wenn du dann mit all den alten Bauernweisheiten deines Onkels aufgeräumt hast, kannst du dir den leckeren, veganen Kuchen, den deine Oma extra für euch beide zubereitet hat, in aller Ruhe und mit einem leichten Schmunzeln im Gesicht schmecken lassen.

109. Aufklärung – so wichtig wie nie

Heutzutage ist Aufklärung wichtiger als jemals zuvor. Das Internet und auch die Köpfe quellen förmlich über vor lauter Information und Meinung. Darunter natürlich gefährliche Meinungen, Fake-News und auch nicht zu unterschätzen – jede

Menge Halbwahrheiten. Wie du schon im ersten Teil des Buches gelesen hast, stimmen einige weit verbreitete Mythen einfach nicht und sind längst überholt.

110. Wissen will auch angewendet werden

Es nützt nichts zu wissen, dass die vegane Ernährungsform eine Schlüsselrolle im Kampf gegen den Klimawandel darstellt, man muss dieses Wissen auch fundiert untermauern können und vor allem aber im Austausch mit anderen verbreiten. Vielleicht dem ein oder anderen Onkel die Augen öffnen – natürlich auf seriöse und ruhige Art und Weise. Schließlich ist es so, dass wir alle von einem gesunden und nachhaltig bewirtschafteten Planeten profitieren können. Also vegane Butter bei die Fische und Schluss mit der Märchenstunde. Es ist nun an der Zeit, uns ein Märchen nach dem anderen zur Brust zu nehmen.

111. Das Märchen vom ungesunden Veganer

Es war einmal eine unbarmherzige Fleischindustrie, die ihre Profitgier über das Wohl von Milliarden von Nutztieren und die Gesundheit von Mutter Erde stellte. Um ihre Ziele des ewigen Wachstums zu erfüllen, entwickelte sie gut durchdachte Propaganda in Zusammenarbeit mit der Werbeindustrie. Ziel war es, den Verzehr von Fleisch an männliche Attribute wie Stärke und Unverwundbarkeit zu koppeln. Ein sehr kluger Schachzug in einer patriarchisch kontrollierten Gesellschaft. Denn als natürliche Begleiterscheinung entstand das gegenteilige Bild des schwächlichen und immer kranken Pflanzenessers.

112. Wir beenden die Märchenstunde - Zeit erwachsen zu werden

Wie du in diesem Buch gelernt hast, sind alle Mythen rund ums Thema Mangelernährung bezüglich einer veganen Ernährung unbegründet und teilweise sogar als fahrlässig einzustufen.

113. Denn faktisch stellt es sich ganz anders dar

Hierzulande gehören Herzkreislauf-Krankheiten, Krebs, Diabetes und andere degenerative Krankheiten zu den weitverbreitetsten Todesursachen. Die Krankheiten gelten als die sogenannten ernährungsbedingten Erkrankungen. Dies bedeutet, dass diese Krankheiten durch eine schlechte Ernährung begünstigt werden. Es bedeutet aber auch, dass eine gute Ernährung den gesundheitlichen Zustand eines Menschen maßgeblich beeinflussen kann. Es ist weiterhin wissenschaftlich bewiesen, dass Fleischkonsum die angeführten Krankheiten und deren Entwicklung fördern kann. Das Problem sind enthaltene gesättigte Fettsäuren, Nahrungscholesterin und Transfette, die in pflanzlicher Nahrung kaum bis gar nicht enthalten sind.

114. Den Weihnachtsmann gibt es nicht – den schädlichen Weihnachtsbraten aber schon

Aber das spielt in deinem Leben keine Rolle mehr, denn du weißt, dass eine vollwertige Pflanzenkost die sogenannten Zivilisationskrankheiten positiv beeinflussen und vorbeugen kann. Es existieren zahlreiche Studien, die dies belegen. Des weiteren weisen Menschen, die sich rein pflanzlich ernähren, eine höhere Lebensqualität nach ihrem 50. Lebensjahr auf. Deswegen empfiehlt es sich, sich ein breit gefächertes Repertoire an pflanzlichen Lebensmitteln zu sich zu nehmen. Es wird ein Leichtes für dich sein, deine Ernährung ausgewogen und vollwertig zu gestalten, wenn du die Tipps in diesem Buch beherzigst. Du wirst von den vielen Vorteilen profitieren und dich sehr bald besser fühlen. Diese Ernährungsform ist vor allem reich an Ballaststoffen, die essenziell für deine Gesundheit und dein Befinden sind. Leider bekommen sie gerade in unserer westlichen Welt nicht genügend Aufmerksamkeit. Sie sind nicht in Fleisch vorhanden. Womit Fleisch, Milch und andere tierische Produkte reichlich versorgt sind, sind Cholesterin und gesättigte Fettsäuren. Ein weiteres Problem mit dem Fleischkonsum ist der Gehalt an Wachstumshormonen und Antibiotika. Diese Stoffe wurden eingeführt, um den maximalen Profit zu erzielen.

115. Das Märchen vom „Fleischfressermensch“

Es ist ein weitverbreiteter Irrglaube, dass wir Menschen schon seit Anbeginn unserer Entwicklung Fleisch zu uns genommen haben. Es ist sehr wahrscheinlich, dass ein zu geringes Nahrungsangebot der ausschlaggebende Grund für unsere Vorfahren war, auf die Jagd zu gehen. Tierische Lebensmittel stellten dabei den kleineren Teil unseres Speiseplans.

116. Unser Gehirn – Das eigentliche Raubtier?

Es ist in Fachkreisen stark umstritten, ob sich unser Gehirn erst durch den Fleischkonsum in die hoch effektive und komplexe Denkmaschine verwandelt hat, oder ob wir den rapiden Anstieg unserer kognitiven Möglichkeiten eher der Fähigkeit, stärkehaltige Pflanzenstoffe zu verdauen und diese über einem offenen Feuer zu kochen, zu verdanken haben. Es ist allerdings eine unumstößliche Wahrheit, dass Menschen sich zu einem großen Teil schon immer fleischlos ernährt haben. Erst in der zweiten Hälfte des letzten Jahrhunderts hat sich der Fleischkonsum in unsere Leben geschlichen. Dabei leben wir aktuell in der sichersten und wohlhabendsten Zeit seit Menschengedenken und der Fleischkonsum wäre nicht mehr nötig. Im Gegenteil, die Abkehr des so exzessiven Fleischkonsums ist notwendig geworden.

117. Ein weiteres Indiz für unsere vegane „Urveranlagung“ lässt sich in unserer Anatomie entdecken - Von oben nach unten

Aus evolutionärer Sicht betrachtet, scheint der Mensch für einen blutrünstigen Prädator (Raubtier) reichlich spärlich mit angeborenen Waffen ausgestattet zu sein. Was siehst du, wenn du in den Spiegel blickst? Scharfe Reiß- oder Fangzähne? Tödliche Krallen, die sich durch die dicke Haut eines Wasserbüffels bohren könnten - Nein? Wir auch nicht! Stattdessen sehen wir ein hilfloses, langsames und waffenloses Wesen, das sich ganz auf seine Anpassungsfähigkeit verlassen muss. Stumpfe Backenzähne, die eher an Mühlensteine erinnern als an einen Reißwolf. Ein weiteres Indiz ist unser Kiefer. Die meisten

Fleischfresser sind ausschließlich dazu in der Lage, ihren Kiefer auf- und abwärts zu bewegen. Der Mensch hingegen kann mit seinem Kiefer durchaus seitliche Bewegungen ausführen, die für das Zermahlen von pflanzlicher Nahrung stark von Vorteil wären. Verweilen wir noch etwas bei unserem Mund und auch dabei, was in ihm vor sich geht. Denn was Fleischfresser eindeutig von Pflanzenfressern unterscheidet, ist der Säuregehalt des Speichels. Während Fleischfresser einen säurehaltigen Speichel aufweisen, der zum Aufspalten der tierischen Eiweiße benötigt wird, haben Pflanzenfresser und auch der Mensch Enzyme in ihrem Speichel, die dabei helfen, Kohlehydrate zu spalten. Außerdem ist der Speichel des Menschen wie auch der von Pflanzenfressern, alkalisch und basisch. Dieses Milieu sorgt für die Reminalisierung deiner Zähne und schützt so vor Karies.

118. Wandern wir nun den Verdauungsapparat etwas weiter nach unten

Auch dein Magen weist eine komplett andere Funktionsweise auf als der eines Löwen. Der simple Aufbau eines Fleischfresser Magens, der an einen runden Sack erinnert, produziert bis zu 10-mal mehr Säure als der Magen eines Pflanzenfressers. Diese Säure wird, wie du dir sicher denken kannst, zur Aufspaltung von tierischen Eiweißen benötigt. Der Magen eines Pflanzenfressers hingegen besitzt eine längliche Form, sehen kompliziert zerfurcht aus und produzieren weniger Säure, da diese für die Verdauung von Pflanzen nicht benötigt wird.

119. Noch ein Stockwerk tiefer

Dann wäre da ja noch unser Darm, der 12-mal länger ist als unser Körper. Ein langer Darm macht für Fleischfresser wenig Sinn, da Fleisch ja bekanntlich schnell fault. Da wir noch keinen Jaguar am Herd stehen sehen habe, um das Fleisch zu braten und es so für eine längere Zeit haltbar zu machen, leuchtet diese anatomische Begebenheit schon ein. Da Fäulnisgifte eine Gefahr für den Organismus eines jeden Wesens darstellen, hat sich die Natur überlegt, die Därme der Fleischfresser nur 3-mal so lang wie ihre Körper zu machen.

120. Was noch? - Ahja, die Leber

Unsere Leber hat einen ganz anderen Aufgabenbereich als beispielsweise die Leber eines Wolfes. Die Leber des Wolfes und auch anderer Fleischfresser kann etwa 15 bis 20-mal so viel Harnsäure entgiften wie der Mensch oder ein anderer Pflanzenfresser das könnte. Das hat auch seinen Grund. Da Fleisch und innere Organe sehr viel Harnsäure enthalten, ist es für den Räuber wichtig, auf Hochleistung zu entgiften. Detox 2.0 sozusagen. Mit dem Enzym Uricase kann der Fleischfresser die Harnsäure sogar weiter verstoffwechseln. Du hast dieses Enzym nicht und auch sonst kein Mensch auf dieser Welt. Deswegen kann eine sehr fleischhaltige Ernährung auch die Harnsäurewerte durch die Decke schießen lassen. Die Folge wäre Gicht.

121. Wir verlassen unseren Körper und werfen mal einen Blick auf unsere Ausscheidungen – irgendwie eklig nicht wahr?

Aber wichtig! Denn sie bieten weitere Anhaltspunkte für unsere Thesis, dass der Mensch kein Fleischesser ist und auch nie einer war.

122. Urin

Der wesentliche Unterschied zwischen Carnivoren (Fleischfresser) und Herbivoren (Pflanzenfresser) – am Rande noch mehr Angeberwissen, die nächste Party kommt bestimmt – ist, dass der Urin der Fleischfresser immer sauer ist. Menschen und Pflanzenfresser hingegen haben immer einen alkalischen bzw. basischen Urin, außer morgens nach dem Aufstehen. Wie du in diesem Buch schon erfahren hast, ist eine Übersäuerung des Körpers sehr gefährlich für die Gesundheit. Leider ist es heute keine Seltenheit mehr, dass genau das durch zu viel Fleischkonsum passiert.

123. Keep cool – hier eine weitere Parallele

Wir kennen alle das Bild eines vor Hitze hechelnden Hundes. Genau das ist die Art und Weise, wie Fleischfresser ihren Hitzeausgleich schaffen. Sie besitzen keine Hautporen. Das besser durchdachte Kühlsystem hat die Natur uns und den anderen Pflanzenfresser geschenkt. Wir können unsere Haut durch austretenden Schweiß abkühlen.

124. Einen habe ich noch – Nämlich ein lebenswichtiges Vitamin

Im Gegensatz zum Menschen können Fleischfresser ihr Vitamin C selbstständig herstellen, da Fleisch eben in den seltensten Fällen genug Vitamin C beinhaltet. Dies spricht ebenfalls für eine ursprüngliche pflanzliche Ernährungsweise des Menschen im Verlauf seiner Entwicklung.

125. Das Märchen vom anstrengenden Veganer-Alltag

Du hast es sicher auch schon gehört - ist es nicht unglaublich anstrengend und kompliziert, sich vegan zu ernähren? Die Antwort ist einfach. Nein ist es nicht, wenn man weiß, wie. Wir haben dir ein paar Tipps zusammengestellt, um dir den Einstieg so sanft wie möglich zu gestalten.

126. 5 Tipps für einen leichten Umstieg

Du bist Veganer – Was zum Teufel kannst du dann überhaupt noch essen? Deine Antwort – Jede Menge!

127. Tausche dich mit anderen Veganern aus

Die Community in Deutschland erweitert sich stetig. Der Kehrtwende ist längst im Mainstream angekommen und „tierleidfrei“ ist nicht länger nur dem kategorischen Imperativ zuzuordnen. Vielmehr entwickelt sich aktuell eine ganze Bewegung, deren Ziel es auch ist, auf die umweltbedingte Notwendigkeit hinzuweisen. Nie war es einfacher, sich mit

Gleichgesinnten zu vernetzten. Das Internet bietet beinahe unbegrenzte Möglichkeiten. Besuche einfach mal die PETA Homepage und informiere dich. Hier findest du alles über den ethischen Hintergrund, praktische Antworten auf Fragen des Alltags, Rezept-Ideen und vieles mehr. Tritt Facebook-Gruppen bei und unterhalte dich in Foren. Werde Teil unserer Facebook Gruppe und tausche dich mit anderen Menschen aus – die sich auch für einen veganen Lifestyle interessieren, wir freuen uns auf dich:

www.facebook.com/groups/teamveganofficial

(scanne den QR Code mit deiner Handykamera ein)

128. Hab keine Angst vor Fehlern

Niemand ist fehlerfrei und schon gar nicht perfekt. Du darfst Fehler machen und sprechen wir mal Tacheles, du wirst auch Fehler machen. Aber das ist in Ordnung und sogar wichtig. Denn Fehler sind unsere Lehrmeister auf dem Weg zu unserem Wunschleben. Der Mensch ist ein Gewohnheitstier und genau deswegen sind radikale Veränderungen immer mit Anstrengung und Aufwand verbunden. Vielleicht greifst du versehentlich zu Produkten, deren Inhaltsstoffe tierischen Ursprungs sind, einfach weil du es noch nicht besser gewusst hast. Das macht nichts! Sei nicht so hart mit dir und lerne täglich weiter.

129. Respektiere Andersdenkende und mutiere nicht zum Hardliner

Wie in allen anderen Dingen im Leben auch, wird nicht jedem gefallen, was du tust, wie du lebst und wie wichtig dir dein Moralkompass ist. Was mir in letzter Zeit zunehmend aufgefallen ist, ist die wachsende Kluft zwischen den „Ernährungslagern“. Die einen wägen sich im Recht und richten ihre teilweise aggressive Meinung gezielt gegen alles, was bei vier nicht aus dem Kochtopf hüpft. Aber auch die Seite der Veganer radikalisiert sich zunehmend und verliert unter den ausgeteilten und unreflektierten Aggressionen den Blick fürs Wesentliche. Wir sind alles Menschen und niemand von uns hat die Weisheit mit Löffeln gegessen._Aber was wir essen, das dürfen wir gefälligst auch selbst entscheiden, ohne dabei andere Meinungen, Menschen und Ernährungsformen verurteilen zu müssen. Du kennst ihn bestimmt, diesen einen militanten Exraucher, vielleicht ist es sogar den Onkel, der immer alles besser weiß und auf keinen Fall darauf verzichten wird, jedem Raucher seine Wahrheiten ungefragt mitten ins Gesicht zu sagen. Sei klug und sei kein militanter „Ex-Fleischesser.“ Spare dir missionarische Überheblichkeit. Gib deinem Gegenüber auf keinen Fall das

Gefühl der moralischen Überlegenheit. Besser noch mache dir klar, dass du niemandem moralisch überlegen bist, sowie niemand dir moralisch überlegen ist. Wir sitzen alle im selben Boot und leben zum ersten Mal. Du darfst dich gerne an diesem uralten philosophischen Diskurs beteiligen und der Menschheit dabei helfen, zu wachsen. Aber eben in aller Bescheidenheit und dem nötigen Respekt für ein ebenbürtiges Gegenüber. Nur auf diese Weise werden wir lösungsorientiert auf die Herausforderungen unserer Zeit reagieren können. Reagiere besonnen auf Kritik, denn auch wenn es dir nach deiner intensiven Recherche unlogisch vorkommen wird, es wird geschehen.

130. Wie kannst du dich bei Kritik und Anfeindungen verhalten?

Ich empfehle dir ganz generell eine Kommunikationskultur zu pflegen, die auf sachlicher, emphatischer und gleichzeitig kommunikativer Ebene von statten geht. Das soll nicht heißen, dass du Verständnis für Fleischesser aufbringen musst, denn du hast dich schließlich aus ethischen Gründen dafür entschieden den Unterschied zu machen. Was du aber unbedingt aufbringen solltest, ist die nötige Portion an Respekt, die du immer für dein Gegenüber aufbringen solltest. Wie schon erwähnt solltest du hierbei möglichst unparteiisch bleiben, um einen konstruktiven Austausch überhaupt erst zu ermöglichen und die Situation so objektiv wie nur irgend möglich zu gestalten. Viele Menschen spüren unterbewusst bereits, dass in der Massentierhaltung und generell in unserer westlichen Gesellschaft einiges im Argen liegt und fühlen instinktiv, dass ihr eigenes Fehlverhalten die Maschinerie mit am Leben erhält. So ist es keine Seltenheit, dass du als Veganer auf Menschen treffen wirst, die sich genau dadurch bedroht fühlen, dass du den Mut hattest, dich einer unbequemen Wahrheit zu stellen und dein Verhalten zu überdenken. Denn es wird passieren, dass deine bloße Anwesenheit genau die Menschen triggern wird, die sich ihr Verhalten immer wieder schönreden. Wie du schon am eigenen Leib erfahren hast, ist es anstrengend und unbequem, sich und seinen vermeintlichen Moralkodex zu hinterfragen und möglicherweise sogar Konsequenzen daraus zu ziehen. Du wirst auch auf Menschen stoßen, die durchaus gut und konstruktiv mit dir umgehen werden. Hier hast du die Chance, deine Aufgabe als sachlicher Vermittler von Wissen zu fungieren und den Samen auf eventuell fruchtbaren Boden fallen zu lassen.

131. Achte auf frische Lebensmittel

Wie du dir sicher schon denken kannst, ist vegan nicht automatisch ein Synonym für gesund. Es ist sehr wichtig, sich auch hier ausgewogen und vielseitig zu ernähren. Du musst dich doch nur in den Supermärkten umsehen, das Angebot an gezuckerten Fertigprodukten ist unvorstellbar groß und es ist durchaus verlockend, im stressigen Alltag davon Gebrauch zu machen. Doch das solltest du dir besser zwei bis dreimal überlegen. Du bist den ersten Schritt in ein besseres Leben schon gegangen und solltest konsequent an der Umsetzung arbeiten. Dir ist in diesem Buch bestimmt annähernd klar geworden, wie komplex dein Körper arbeitet und wie die Systeme fein abgestimmt ineinandergreifen. Jeder Unterpunkt aus dem ersten Teil dieses Buches verdient ein eigenes Buch. Dieses Werk dient dir aber als erster Anker auf deinem Weg und kann die Themen nur anschneiden, um dir einen Gesamteindruck zu vermitteln.

Du hast es aber mit Sicherheit schon verstanden – jede Zelle deines Körpers kann durch Nahrung beeinflusst werden (Interessant ist hier die Epigenetik! Sie soll aber nicht in diesem Buch behandelt werden). Das bedeutet im Umkehrschluss, je gesünder ein Mensch, desto frischer und ausgewogener auch seine Ernährung. Das A und O stellen frische, am besten regionale Lebensmittel aus biologischem Anbau dar. Sich vegan zu ernähren ist heutzutage leichter als je zuvor. Fast täglich bringen findige Geschäftsleute, die den Trend erkannt haben, Ersatzprodukte in die Supermarktregale. Von „Beyond Meat“ bis hin zum tausendsten Käseersatz wurden im Jahr 2019 mit vegetarischen und veganen Gerichten bereits 1,22 Milliarden Euro umgesetzt. Du solltest dir den Leitsatz „Du bist, was du isst“ wirklich zu Herzen nehmen und darauf achten, Produkte mit Geschmacksverstärkern, Farbstoffen und Konservierungsstoffen zu verzichten. Dein Körper bekommt alles, was er braucht in frischen und unbehandelten Lebensmitteln.

134. Und zu guter Letzt vergiss nicht dein „Warum“ nicht und habe Spaß

Nichts, aber auch wirklich nichts, passiert ohne eine intrinsische[3] Motivation der Menschen. Wir alle haben unser „Warum“. Wir haben für alles, was wir in unseren Leben tun, so unterschiedlich diese auch sein mögen, einen Grund. Ein tiefes inneres Bedürfnis, dessen Befriedigung dich in eine Richtung in deinem Leben lenkt. Sind alle Grundbedürfnisse der Maslowschen Bedürfnispyramide (google das mal) erfüllt, kannst du dich um die höheren Ebenen wie Individualbedürfnisse und Selbstverwirklichung kümmern. Gott sei Dank leben wir in unseren Breitengraden in einer derart gut versorgten Region dieses Planeten, dass wir uns um die unteren Stufen kaum Gedanken machen müssen. Wir sind privilegiert und das sollten wir auch annehmen und unsere Verantwortung wahrnehmen. Denn zur Selbstverwirklichung gehört auch die Erkenntnis, dass wir für alles, aber auch absolut alles in unserem Leben die Verantwortung tragen,- auch für unsere Gesundheit und auch den Weg zu mehr Gesundheit über die Ernährung. So können wir dir nur ans Herz legen, dir dein „WARUM“ gerade am Anfang immer wieder ins Bewusstsein zu rufen.

135. Der Tipp fürs Leben:

Der wohl wichtigste aller Tipps ist es aber, Spaß dabei zu haben

---

[3] von innen her, aus eigenem Antrieb; durch in der Sache liegende Anreize bedingt

sich zu entwickeln. Erinnere dich, wie du als Kind Spaß daran hattest neue Dinge auszuprobieren und zu lernen. Entdecke diese Leichtigkeit wieder.

136. Milch und die Calciumlüge

Der Mensch ist das einzige Wesen, das nach dem Abstillen weiterhin Milch konsumiert und das auch noch von einer anderen Spezies. Mittlerweile nun seit mehr als 7.500 Jahren dabei fehlt den meisten Menschen das Enzym dass dabei hilft, die Lactose abzubauen. Es stellen sich zwei Fragen. Die Erste ist leicht beantwortet. Wir benötigen keine Milch, um zu überleben. Die zweite Frage beschäftigt sich mit den Werbeversprechen bezüglich unserer frischen Milch. Sorgt Milch für starke und bruchsichere Knochen? Leider nicht! Die Datenlage legt sogar das Gegenteil auf den Faktentisch. Es scheint keinen Zusammenhang zwischen Milchkonsum im Erwachsenenalter und starken Knochen zu geben. In Ländern, in denen Milch kaum bis gar nicht getrunken wird, gibt es weitaus weniger Fälle von Osteoporose. Neueste wissenschaftliche Untersuchungen kommen sogar zu dem Ergebnis, dass Milch das Risiko für Knochenbrüche nicht senkt, sondern sogar erhöht.

137. Das „Grünzeug“ – Märchen

„Du bist jetzt Veganer... dann wirst du wohl ins Gras beißen müssen“. Diese oder ähnlich schlechte Witze hängen mit dem gefährlichen Vorurteil zusammen, das man als Veganer kulinarisch massiv eingeschränkt ist. Die erste Assoziation, die in so manchen in den Kopf schießt, wenn die Rede von veganer Ernährung ist. Ohne die nötige Aufklärung denkt man unweigerlich zuerst an Salat, jede Menge Gemüse und... naja, eben an nichts weiter. Schuld daran ist unsere frühkindliche Konditionierung durch unsere Eltern, unseren Kulturkreis und die Werbung. Insbesondere die Werbung, die uns von den Kinderbeinen an suggeriert hat, wir sollen unser Fleisch essen, um groß und stark zu werden. In seinem Buch „Tiere essen", berichtet der amerikanische Autor Jonathan Safran Foer, dass der durchschnittliche Amerikaner nicht einmal 0,25 Prozent der Lebensmittel nutzt, die unser Planet zu bieten hat.

Wir dürften einem ähnlichen Verhalten unterliegen. Wir haben die Erfahrung gemacht, dass es sehr viel Freude bereiten kann, sich intensiv mit Lebensmitteln auseinanderzusetzen und den Genuss am Essen wieder zu entdecken. Wir wussten vorher nicht, was für ein guter Koch man sein kann. So haben wir es geschafft, für jedes weggelassene Lebensmittel zwei bis drei neue auf unsere Speisekarte zu schreiben. Du wirst schnell entdecken, dass du dir Inspiration aus aller Welt auf den eigenen Teller holen kannst. In allen Ländern dieser Welt sind pflanzliche Gerichte bekannt und sie sind vielseitig. Wenn du es also schaffst, deine kindliche Neugier auf ein Neues zu entfachen, wird dir auf keinen Fall langweilig werden. Wir können dir nur empfehlen, dich mit anderen Veganern auszutauschen und vielleicht sogar neue Freundschaften zu entwickeln. In vielen Gemeinden und Städten werden mittlerweile Kochkurse angeboten. Pack doch einfach

Lisa, bzw. Paul ein und nimm an einem Kurs teil. Du wirst schnell feststellen, dass die alte Mär vom „grasessenden“ Veganer der Vergangenheit angehört. Lass dich auf die kulinarische Expedition ein und entdecke die Vielfalt der Küchen aus aller Welt. Wichtig ist nur, dass du offen und experimentierfreudig bleibst.

138. Es ist ein Vorteil, mit alten Gewohnheiten zu brechen

Du hast bestimmt schon den Ausspruch: „Stillstand ist der Tod“ gehört. Es passiert uns allzu oft, dass wir in unserer Bequemlichkeit gefangen sind und uns nicht weiterentwickeln. Aber genau dafür sind wir hier! Wir sind auf dieser Welt, um Dinge zu erfahren, zu wachsen, zu fallen und wieder aufzustehen. So verhält es sich auch oft mit unserer Ernährung. Den meisten Menschen sind vielleicht 6 – 10 Rezepte bekannt, die repetitiv immer wieder gekocht werden. Jede Umstellung mag zunächst unbequem wirken, aber im Nachhinein habe wir noch nie jemanden sagen hören, wie gut es doch war, dass sich nie etwas geändert hat, denn die wichtigsten Dinge in unserem Leben gehen immer mit Veränderung einher. Es ist also auch hier empfehlenswert, sich auf das Neue zu konzentrieren, anstatt das Alte zu verteidigen. Mit veganer Ernährung verzichtest du auf nichts und gewinnst Gesundheit, Entdeckerfreude und Neugier in deinem Leben dazu. So wirst du schnell feststellen, dass sich dein Speiseplan deinem erweiterten Horizont anpassen wird.

139. Das Märchen von der kraftlosen Bohnenstange

Dieses hartnäckige Märchen beruht natürlich auf der hier schon hundert Mal erwähnten Annahme, dass Veganer nicht anzureichend mit Nährstoffen versorgt sind. Es ließe sich folglich schließen, dass ein unterversorgter Korper auf keinen Fall zu Höchstleistungen in der Lage ist. Doch nichts könnte der Wahrheit ferner liegen. Bemühe dich darum, die Tipps aus diesem Buch mit den Erfahrungen deines Alltags und all den anderen wertvollen Informationen zu kombinieren und in deinen Alltag zu integrieren. Koche frisch und erlebe das Gegenteil von schwächlich am eigenen Leib. Indem du dich intensiv mit deiner Ernährung auseinandersetzen wirst, verbesserst du natürlich auch deine Achtsamkeit gegenüber deiner Nahrung und das wiederum führt zu einer immer bewussteren Auswahl deiner Lebensmittel – eine Aufwärtsspirale entsteht.

Du ernährst dich insgesamt gesünder und das wird sich zweifelsohne positiv auf deine Leistungsfähigkeit auswirken und dich dazu motivieren, immer neue sportliche Herausforderungen zu suchen. Dank der Netflix Dokumentation „The Game Changers“ aus dem Jahr 2018, wissen wir jetzt auch höchst offiziell, dass Leistungssport und vegane Ernährung sich nicht ausschließen, sondern sich sogar gegenseitig begünstigen. Das beeindruckendste Bild hinterlässt aber wohl der Kraftsportler Patrik Baboumian, dem der Titel „stärkster Mann Deutschlands“ im Jahr 2011 verliehen wurde. Wir befinden uns auf dem vegan-vegetarischen Sommerfest in Berlin. Es ist ein heißer Spätsommertag und Patrik straft alle Leugner und Zweifler des veganen Kraftsports ab, indem er einen neuen Weltrekord aufstellt und das unglaubliche Gewicht von 555 kg über zehn Meter auf seinen Schultern lastend über den Boden zieht. Als Antwort auf die Frage, wie so etwas möglich sei, entgegnet der Kraftsportler abgeklärt, aber besonnen: „Die stärksten Tiere sind Pflanzenfresser: Gorillas, Büffel, Elefanten und ich.

Vor sechs Jahren wurde ich als vegetarischer Strongman noch belächelt. Mittlerweile fragt sich meine fleischverzehrende Konkurrenz, ob sie etwas falsch macht.“ Beeindruckende Worte eines beeindruckenden Mannes. Auch wenn die Dokumentation etwas plakativ anmuten mag, greift sie trotzdem die wohl wichtigste Erkenntnis unserer Zeit auf. Spitzensportler wie Baboumian benötigen keine tierischen Eiweiße, um übermenschliches zu leisten. Im Gegenteil! Die vegane Ernährung bringt viele gesundheitliche Vorteile mit sich, die die Wissenschaft so nicht erwartet hätte. Aber auch in allen anderen Bereichen des Spitzensports finden sich vegane Vertreter, wie zum Beispiel die Fußball-Profis Timo Hildebrand und Benedikt Höwedes. Auch Formel-1-Weltmeister Lewis Hamilton oder Tennis-Ikone Venus Williams ernähren sich ausschließlich vegan und setzen sich stark für diese Ernährungsform ein. Der Grundumsatz steigt natürlich rapide mit jeder sportlichen Höchstleistung an. Der Mehrbedarf an Kalorien kann aber hervorragend über die kohlehydratreiche vegane Kost zugeführt werden. Du musst einfach mehr essen. Der immense Vorteil einer kohlehydratreichen Ernährung ist die schnelle Verstoffwechselung des Körpers in pure Energie, die dich beim Sport unterstützt. Gerade in der Kraftsport und Bodybuilding Ecke hält sich diese Lüge sehr hartnäckig. Wie du aber schon erfahren hast, ist eine ausgewogenen und vollwertige Ernährung der Schlüssel zu einer ausreichenden Proteinzufuhr, auch im Bereich des Körperkults. Getreide, Hülsenfrüchte und Nüsse als hervorragende Proteinlieferanten werden oft auch in der Szene einfach ausgeblendet.

140. „Was kann ich schon bewirken“-Märchen

Wenn dies nun jeder als sein Mantra annimmt, kommt die gesamte Menschheit nicht weiter. Wir hätten keinen Leonardo Da Vinci gehabt, keinen Steve Jobs und würden ohne Elon Musk noch immer glauben, dass man rein elektrisch nicht vorwärts kommt. Ausnahmemenschen – zweifelsohne, aber Menschen wie du und ich! Aber bleiben wir beim Thema. Bekanntermaßen steigt das Angebot durch die Nachfrage. Je mehr Menschen sich also für eine pflanzliche Ernährungsweise entscheiden, desto geringer wird die Nachfrage bezüglich Fisch, Fleisch, Milch usw. sein. Allein in Deutschland zählen wir aktuell 8 Millionen Vegetarier und Veganer. Weltweite Schätzung: 1 Milliarde und die Tendenz steigt. Und ja, das Leid der Tiere besteht weiterhin zu hohem Maße. Aber jeder Einzelne trägt dazu bei, dass die Nachfrage an tierischen Produkten sinkt und das Angebot alternativer wird. Die Ersatzprodukte nehmen mehr und mehr Platz in den Supermarktreihen ein. Dabei reicht das Sortiment von Essen über

Getränke hin zur Kosmetik. Um aktiv gegen Tierqualen zu stehen und damit Liebe und Achtsamkeit zu zeigen, beziehe Stellung unter anderem durch deinen Konsum und ganz wichtig: Verbreite dein Wissen, denn Wissen ist Macht. Deine Gewohnheiten umzustellen, damit Kochen, Essen und dein Alltag neu zu definieren, ist nicht leicht. Das möchte wir dir hier nicht vermitteln. Es ist ein Einschnitt, es ist eine Veränderung und du musst konsequent sein. Du gehörst nicht mehr zum Durchschnitt der Konsumenten und deine Prinzipien stellen sich über „Mal schnell eine Currywurst – geht schon." Einige Vorurteile beruhen darauf, dass es „so schwer" ist, sich vegan zu ernähren. Dabei wächst das Sortiment an tierfreien Produkten stark und eine gesunde Ernährung kann leichter als noch vor ein paar Jahren gelebt werden. Was hingegen wirklich extrem ist, sind die Haltungsbedingungen von Tieren. Die unwürdigen Bedingungen, denen sie ausgeliefert sind und bei denen nur zu oft weggeschaut wird. Das ist extrem! Zu Beginn ist jeder neue Weg mit Stolpersteinen ausgestattet und es wird sicher kein Spaziergang ein veganes Leben zu führen. Am Ziel angekommen ist es rückblickend und gegenwärtig nicht extrem, sondern ein mit gutem Gewissen ausgestatteter Lebensweg, der dich gesund und leistungsstark macht.

141. Aber wenn es Bio-Fleisch ist, ist es doch OK?

Bio-Fleischbetriebe sind in puncto Haltung und Fütterung der Tiere besser ausgestattet als Mastbetriebe. Das war es aber schon. Die Tiere werden am Ende ihrer Produktivität unter Schmerzen transportiert und geschlachtet. Punkt. Oft gehört/gelesen „Fleisch von glücklichen Kühen“. Was meinst du? Wie glücklich kann eine tote Kuh sein? Und wie glücklich konnte man sie töten? Verzeihe, wenn wir so drastisch werden, aber so ist es nun mal und manchmal müssen klare Worte her, damit Taten folgen. Auch Bio-Betriebe müssen Umsatz machen und bedienen sich oft von Tieren aus den Zuchtlinien mit starkem Wachstum oder Milchleistung. Das idyllische Bild von frei herumlaufenden Hühnern und Kühen kann mit dem einhergehenden steigenden Fleischkonsum nicht in Einklang gebracht werden. Nur durch einen bewussten Einkauf und das Recherchieren von Inhalten, sowie Herstellungsprozessen, kannst du aus der Masse heraus Veränderung bewirken. In den Gesprächen mit deiner Familie und deinen Freunden wird unweigerlich die Bemerkung fallen: „Also ich esse nur ganz wenig Fleisch und wenn dann nur Bio.“

Ist das so? Warum gibt es dann so viel Massentierhaltungen? Die Rechnung ist einfach: Das gute Gewissen wird mit Bio-Haltung erst einmal ruhiggestellt. Dafür wurde schließlich auch ein höherer Preis bezahlt. Dann geht es mittags kurz zum Döner um die Ecke, nachmittags eine Handvoll Gummibärchen mit Gelatine ab zum Kuchenkränzchen, wobei dieser mit Eipulver aus Brasilien zubereitet wurde und abends den Massentierhaltungslachs bestellt, der mit Wildfischen gefüttert wurde. Tierprodukte lassen sich in vielen produzierten Nahrungsmitteln und Kosmetika finden. Achte auf vegan, schau lieber zweimal nach. Am Anfang ist das natürlich mit Arbeit verbunden, aber mit der Zeit wird es ein Leichtes für dich sein, vegan einzukaufen und zu leben.

142. Es war einmal ein Massentierhaltungsbetrieb – ein Ausreißer

Du hast bestimmt schon Bilder von Massentierhaltung gesehen. Keine schöne Erinnerung, die wir hier wecken. Manche sprechen davon, dass diese Aufnahmen „Ausnahmen" oder „Extremfälle" sind. Die Norm sähe ganz anders aus. Leider nein. Leider gar nicht. Deutschland 2019: Es gibt 51,9 Millionen Hühner, die ausschließlich der Eierproduktion dienen. WOW. Fast so viele Hühner wie Menschen – nur man sieht nichts davon. Käfighaltung ist seit 2010 in Deutschland verboten. Durch Ausnahmeregelungen „leben" noch knapp 7% unter diesen Bedingungen. 63% der Hühner werden mit „Bodenhaltung" gekennzeichnet. Diese sehen niemals den Himmel und sind eingepfercht mit jeweils 9 Tieren pro m^2. Immerhin muss das Huhn nicht länger als 40 Tage leben und damit lange Leiden *Ironie off*. Circa 20% der Legehennen entfallen auf Freiland und 10% auf Bio-Haltung mit $4m^2$ pro Tier, wenn sie draußen sind und nicht in den Ställen, die identisch zur Bodenhaltung aufgebaut sind. Zwar dürfen nur 3.000 statt 6.000 Tiere gehalten werden, aber einer natürlichen und den Tieren verträglichen Lebensweise kommt kein Modell hin. Manch einer mag nun denken, dass für die Produktion von Eiern keine Hühner sterben. Die Praxis zeigt das Gegenteil: 40 Millionen Küken werden jährlich geschreddert, weil Sie zur Mast und zur

Eierproduktion untauglich sind. Ganzheitlich betrachtet muss man leider sagen, dass der idyllische Bauernhof eine Illusion darstellt und Massenhaltung den Status quo widerspiegelt. Bekanntlich folgt das Argument deiner Gesprächspartner mit „Das Fleisch beim Metzger meines Vertrauens ...“. Dieser hat im Hinterhof keine Vielzahl an Tieren, die er liebevoll von Hand großzieht und dann selbst schlachtet. Auch er bestellt seine Ware beim Großhändler oder Schlachthöfen. Der Bauer von „nebenan“ hat auch nur eine begrenzte Anzahl an Tieren und Fleisch. Eines ändert sich dabei sowieso nicht: Tiere wurden wie Dinge behandelt, gezüchtet, gemästet, getötet. Ganz egal ob man sie im Supermarkt, beim Metzger oder beim Bauern kauft. Und wenn man sich das entsprechende Sortiment anschaut: Kann Massentierhaltung wirklich als Ausreißer angesehen werden? Der Vollständigkeit halber soll an diesem Punkt noch der Preiskampf erwähnt werden. Dumpingpreise beim Fleisch und anderen tierischen Erzeugnissen wie Milch und Eiern belegen die Masseniindustrie. Billigfleisch wurde unter billigsten und unwürdigsten Maßnahmen produziert. Das Märchen vom „Massentierhaltungsbetriebe sind Ausnahmen“ ist hiermit Geschichte.

143. Wie Schuppen von den Augen – Das Märchen vom schmerzfreien Fisch

Nicht das Huhn, nicht das Schwein, nicht die Kuh, das am meisten getötete Nutztier weltweit ist der Fisch. Eine weitläufige Falschaussage ist, dass Fische keine Schmerzen empfinden und sie weitaus besser als ihre Vertreter der fleischliefernden Säugetiere behandelt werden. Sogar einige Vegetarier machen hier Unterschiede zwischen den Tierarten und verzehren weiter Fisch, obwohl Tierwohl ihnen am Herzen liegt. Es ist Zeit, etwas klar zu stellen:

144. a) Bei der kommerziellen Fischerei geht es rabiat zu. Alles, was im ausgeworfenen Netz landet, ist dem Tode geweiht. Vögel, die sich verfangen haben, sterben qualvoll und zurückgebliebenen Netze bleiben gefährliche und grausame Todesfallen für Meeresbewohner. Nach dem Einholen der Fische auf das Boot, werden sie von den darüberliegenden Fischmassen erdrückt oder sie ersticken. Fische können auch außerhalb des Wassers lange bei Bewusstsein sein und leiden.

145. b) Eine weitere Variante der „Fisch-Gewinnung" ist die Massentierhaltung in einer Aquakultur. Tausende Fische werden in einem recht überschaubaren Tank gehalten und mit zuvor gefangenen Meerestieren gefüttert. Zur Schlachtung werden sie mittels Pumpen befördert, wobei die Tiere Stress erleiden und schwere Verletzungen davontragen können. Fische müssen gesetzlich nicht betäubt werden, da es zu „aufwändig" ist. Getötet werden sie schließlich mit Stromschlägen, Einfrieren, Ersticken oder mit dem Durchbohren des Kopfes. Spätestens jedoch, wenn sie aus dem Wasser gezogen und aufgeschnitten werden, ist das Horror-Szenario vorbei. Fische sind Lebewesen. Fische spüren Schmerz!

144. Das ist doch eine Milch-Mädchen-Rechnung

„Kühe geben doch von Natur aus Milch", das war das letzte Argument, dass ich zum Thema von einem Vegankritiker entgegengeworfen bekommen habe. Doch anstatt mir instinktiv mit der flachen Hand sofort gegen den Schädel zu schlagen, blieb ich ruhig, sachlich und vor allem freundlich. Vielleicht wusste er es ja wirklich nicht besser ist schließlich nicht seine Schuld. Es bleibt nur seine Schuld, wenn er sich gegen neues Wissen wehrt, denn die Aussage, er habe von nichts gewusst, hat dann keine Relevanz mehr. Ich blieb also sehr abgeklärt und nahm ihn mir zur Seite, so wie ich auch dich jetzt zur Seite nehme – kleiner Wortwitz.

Ich erklärte ihm also, dass Kühe Säugetiere sind, so wie er, du und ich und dass Kühe somit natürlich wie jedes weibliche Säugetier nur dann Milch geben können, wenn sie auch ein Junges gebärt. Ich sah das verwirrte Gesicht und fügte hinzu, dass er richtig liege. Die Kuh MUSS schwanger sein. Die weiteren Schlussfolgerungen kamen fast alle von ihm selbst. Ich fügte der Erkenntnis, dass Kühe also praktisch Dauerschwanger gehalten werden, noch ein paar interessante Details hinzu, die dich sicher auch interessieren werden. Wir Menschen haben in die Natur eingegriffen und sie maßgeblich verändert. So haben wir auch die Züchtung von „Milchkühen" in die Hand genommen und wahre Milch-Maschinen hervorgebracht. Auf diese Art und Weise gezüchtete Kühe produzieren mehr Milch, als ein Kalb je trinken könnte. Diese Dauerproduktion ist eine Belastung für den ganzen

Organismus der Kuh, aber vor allem für den Euter, der sich oft entzündet. Diese gesundheitliche Dauerbelastung führt dazu, dass die Kuh bereits nach wenigen Jahren geschlachtet werden muss. Die übrig gebliebenen Kalbs-Waise landet meist auf irgendeinem Teller. Die Dauerschwangerschaft beginnt mit dem zweiten Lebensjahr einer Kuh und wird jedes Jahr mittels künstlicher Befruchtung aufrecht gehalten. Also wenn man mich fragt, ist in diesem Szenario jede Verbrechensart von Vergewaltigung bis Mord enthalten und das zu Gunsten des Profits.

145. Vom Kinderhandel

Die meisten Kälbchen werden nach der Geburt getötet, viele landen in der Mast. Hier zeigt sich die Grausamkeit der menschlichen Spezies in einem Paradebeispiel. Die Kälbchen in der Mast werden oft mit voller Absicht mit einem gepanschten Milchersatz mangelernährt. Die schlechte Ernährung führt zu einer Blutarmut und sorgt für helles Fleisch. Nur wenige Tiere werden später ebenfalls als Milch-Maschinen eingesetzt. Stellt sich die Frage, welche Kuh man sein wollte, wenn man sich für eine Variante entscheiden müsste.

146. Lohnt sich dieses Leid? – Die Abrechnung

Die Frage nach der Milchmädchenrechnung muss gestellt werden. Lohnt sich diese Barbarei an lebenden Wesen? Wie viel ist ein Leben wert? Die Antwort ist schlimmer, als du vielleicht glauben kannst. Deutsche Molkereien zahlten im Jahr 2019 im Durchschnitt einen Preis von 33, 7 Cent pro Kilogramm konventionell erzeugter Milch. 1 Liter entspricht dabei etwa 1,02 bis 1,03 Kilogramm. Wenn du dir jetzt denkst, dass Biobauern bestimmt besser entlohnt werden, müssen wir dich leider erneut enttäuschen. Sie erhielten im selben Jahr etwa einen halben Cent weniger als die konventionellen Betriebe. Das stellt einen Preisrückgang im Vergleich zum Vorjahr von -2 Prozent bei konventionellen Betrieben dar und von -1,5 Prozent bei den Biobauern. Vielleicht verstehst du nun, was Preiskampf bedeutet und warum das Leben einiger Lebewesen immer weniger als wertvoll eingestuft wird.

„Tiere sind meine Freunde, und ich esse meine Freunde nicht!" (George Bernard Shaws)

Gemeinsam können wir die Welt verändern

Für mich ist Veganismus nicht nur eine Art zu leben, sondern eine Herzensangelegenheit.

Wenn du auch der Meinung bist, dass mehr Menschen von den Vorteilen eines veganen Lifestyles erfahren müssen, dann wirf jetzt einen Blick (siehe Link) auf die folgende Seite.

Welche Person hat deiner Meinung nach in deinem Freundes- oder Familienkreis ein **gesünderes Leben verdient** – ein Leben voller Lebensfreude und Gesundheit?

Du wählst die Person aus, ich **beschenke** sie! Heute werde ich als Botschafter einer grüneren Welt deine ausgewählte Person den **Grundstein** für ein **gesünderes Leben** legen.

Schick mir dazu den Namen der Person per Mail zu. Alles, was du dafür machen musst, die **Botschaft** der Vegan Bibel zu **verbreiten** und mit einer ehrlichen Amazon Rezension für mehr Reichweite zu sorgen.

Den kompletten Ablauf und die Teilnahmebedingungen kannst du auf der folgenden Seite einsehen.

www.veganbibel.teamvegan.de/meingeschenk

(scanne den QR Code mit deiner Handykamera ein)

147. Das Märchen vom harmlosen Honig

Gesetzter Meinungen zum Trotz – Honig ist nicht vegan. Veganismus bedeutet auf sämtliche Produkte, die auf Tötung und Ausbeutung von Tieren ausgelegt ist, zu vermeiden. Es kann gut sein, dass die Bedingungen in Deutschland für Honigbienen recht gut zu sein scheinen, aber 80 Prozent des Honigs stammen nicht aus Deutschland. Auch hier findet die Ausbeutung zugunsten des Profits statt. Es ist nicht zu weit hergeholt, wenn man Parallelen zur Massentierhaltung von Schweinen, Kühen oder Hühnern zieht. Denn auch in der Honigindustrie werden die Tiere genetisch verändert, manipuliert und unnatürlichen Lebensbedingungen ausgesetzt. Bienen sind Schwarmtiere und ihrer Natur entsprechend nie an nur einen Ort gebunden.

Und genau hier greift der Mensch ein und manipuliert die Bienenstöcke, stutzt Flügel der Königinnen und pfercht bis zu mehreren Tausenden Stöcken nebeneinander. Er bindet den Schwarm künstlich an sich und bewirtschaftet die Bienenstöcke wie den Kuhstall. Das hat zur Folge, dass auch einige Bienen wie Kühe, Rinder und Schweine oft weit vor ihrer eigentlichen Lebenserwartung sterben. So kommt es, dass gerade in der Intensivhaltung Bienenköniginnen weit vor ihrer Zeit Platz für produktivere und jüngere Bienen machen müssen. Ein weiterer Irrglaube ist es, dass Bienen Honig für den Menschen produzieren. Sie produzieren ihn für ihr eigenes Überleben, denn er dient als Nahrungsmittel. Honig enthält wichtige Nährstoffe, wirkt bakterizid, antiinflammatorisch und sorgt dafür, dass

Bienen einen harten und langen Winter ohne großen Schaden überstehen können. Durch seine vielseitigen Eigenschaften schützt er den Schwarm vor Milben und anderen Krankheiten. Ein riesiges Problem für unser gesamtes Ökosystem spielt hier die von den Honigproduzenten bereitgestellte Ersatznahrung. Es handelt sich in den meisten Fällen um billiges Zuckerwasser und das macht den Schwarm anfälliger für Krankheiten. In den letzten Jahren sind bereits 90 Prozent aller natürlichen Bienenbestände von der Erde verschwunden. Ein ernst zu nehmendes Problem, dem wir eine schnelle Antwort schuldig sind. Die Biene ist wohl eines der wichtigsten Bestandteile unseres gesamten Planeten. Der Schwund ist eine existenzielle Bedrohung für alle lebenden Wesen. Deshalb wurde das kleine Tier in einer Sitzung der Gelehrtengesellschaft „Royal Geographical Society“ ganz offiziell zum wichtigsten Lebewesen auf der Erde auserkoren.

Dieser symbolische und für den Menschen typische so bewertende Charakter soll die internationale Tragweite auf den Tagesplan aller Regierungen bringen. Ein oft zitierter Spruch, der Albert Einstein zugeschrieben wird (Quelle Unbekannt) bringt die Wahrheit knallhart auf den Tisch: „Wenn die Biene einmal von der Erde verschwindet, hat der Mensch nur noch vier Jahre zu leben. Keine Bienen mehr, keine Bestäubung mehr, keine Pflanzen mehr, keine Tiere mehr, kein Mensch mehr.“ Egal von wem das Zitat tatsächlich stammt, die Message ist klar und muss unmissverständlich in die Köpfe der Menschen transportiert werden. Faszinierend ist allerdings, dass bereits zu Einsteins

Zeiten die Tragweite für das Verschwinden der Biene bekannt war. Darüber sollten wir ernsthaft nachdenken!

148. Das Kindermärchen

Eines vorab, die vegane Ernährung ist nicht ungesund für Kinder! Man sollte auch diesem Märchen differenziert gegenübertreten und nach schlüssigen Antworten suchen. Wie du schon erfahren hast, kann man sich natürlich auch ungesund vegan ernähren. Wenn man sich nur von veganen Fertigprodukten und Wurst- und Fleischersatz und veganen Süßigkeiten ernährt, ist dies selbstverständlich nicht viel gesünder als Pizza und Co. Da spielt auch das Alter keine Rolle und es ist im Endeffekt egal, ob Kind oder Erwachsener. Wie immer gilt die Faustregel: Ausgewogen und vollwertig muss die Ernährung sein. Eine vollwertige und ausgewogene vegane Ernährung hat viele Vorteile für Kinder. Sie wirkt vorbeugend für chronische Krankheiten und schützt den gesamten Organismus für das spätere Leben. Übergewicht wird in den Leben der veganen Kinder kaum eine Rolle spielen. Sie leben im Durchschnitt deutlich gesünder, als ihre nicht veganen Bekannten. Es liegt in der Verantwortung der Eltern für eine vitalstoffreiche und ausgewogene Ernährung ihrer Kinder zu sorgen. So wird der Erziehungsauftrag gleichzeitig zum Dienst an der ganzen Welt.

149. Das finden wir famos! Das Märchen von schwangeren Fleischessern

Die vegane Lebensweise ist selbstverständlich mit einer

Schwangerschaft vereinbar. Auch hier gilt es besonders auf die „kritischen“ Nährstoffe, wie Jod, Zink, Eisen, Calcium, die Vitamine D, B12, B2 zu achten und wenn nötig zu substituieren. Wie schon erwähnt betrifft dies aber die Gesamtbevölkerung und nicht nur werdende Mütter. Es gilt, eventuelle Supplements gezielt in eine durchgeplante Lebensmittelauswahl zu integrieren und auf mögliche Engpässe schnell und mit der Unterstützung eines Arztes zu reagieren. Es besteht also kein Grund zur Sorge und mit der entsprechenden Anleitung ist eine vegane Ernährung kein Problem in einer Schwangerschaft.

150. Das Märchen vom veganen Messias

Es liegt in der Natur der Sache, dass explizit Veganer für Tierrechte eintreten und diese als gleichberechtigte Wesen anerkennen. Leider schafft es die Menschheit auch im Jahr 2020 nicht einmal die gleiche Spezies in ihrer Vielfalt so zu akzeptieren, wie sie ist. Deswegen wird es vermutlich noch eine Weile dauern, bis dieser so wichtige Wandel komplett vollzogen wird. Denn nehmen wir das Konglomerat an allen verfügbaren Informationen zum Thema und schenken wir dem wissenschaftlichen Konsens glauben, dann wird uns schnell klar werden, dass die Folgen der Massentierhaltung verheerend für uns alle sind. Da scheint es nur logisch, dass es gerade die Menschen sind, die sich für einen bewussten Umgang mit sich und der Umwelt entschieden haben, auch dafür einsetzen dieses streitbare Thema zu diskutieren und wenn möglich auch Überzeugungsarbeit zu leisten. Das ist in meinen Augen absolut legitim, insofern der nötige Respekt vor der anderen Partei nicht verletzt wird. Denn bei diesem Thema kann es nicht länger nur um Meinung gehen, sondern um die Konsequenzen, die wir aus den Fakten ziehen können und müssen. Es ist leider oft die Seite der Fleischesser, die auf dem Gebiet der Missionierungsarbeit über die Stränge schlagen und das nicht selten mit aggressiven Mitteln. Hauptsächlich in den sozialen Medien wird oft sehr scharf und undifferenziert geschossen. Natürlich ist es immer unbequem, über eine unumstößliche Wahrheit aufgeklärt zu werden, insbesondere wenn es den eigenen Glaubenssätzen an den Kragen geht.

Da wird jeder noch so sachliche und vernünftige Redensführer schnell zum „Möchtegern-Messias" hochstilisiert. Niemand lässt sich schließlich gern die Butter vom Brot nehmen. Schon gar nicht, wenn man indirekt als Tierquäler betitelt wird. Denn das Wissen um den Zustand unseres Planeten, der grausamen Zustände in Schlachthäusern und Mastbetrieben ist längst kein Geheimnis mehr und kann nur unter dem Deckmantel der Verdrängung aufrechterhalten werden. Die Reaktion ist oft eine aggressive Abwehrhaltung, die entweder auf Gegenangriff gepolt oder auf absolute Ignoranz ausgelegt ist. Zweiteres ist, wie wir persönlich finden, die schlimmere Variante, denn nichts wäre bei einem derart emotional aufgeladenen Thema unpassender als Gleichgültigkeit. Um einen gemeinsamen Konsens zu finden, benötigt es offene und sachliche Kommunikation. Aufgeschlossenheit und vor allem einen langen Atem.

151. Kernkompetenz Empathie

Jedermann weiß es und nicht jedermann verdrängt es. Für das Steak auf dem Teller musste ein Tier sterben. Es gibt einen Grund für die Anonymität des Schlachthofs oder für die Reduktion des Tieres auf das Prädikat „Nutztier". So wird die Grausamkeit relativiert und die Bedeutung sehr abstrakt und in eine Schublade des Vergessens gepackt. Dabei ist das menschliche Wesen mit einer Gabe ausgestattet, die es uns über die Jahrmillionen ermöglicht hat zu wachsen und zu dominantesten Spezies auf Erden zu werden. Die Gabe der Empathie. Eine Gabe, die es uns ermöglicht, mit anderen mitzufühlen. Über die Jahre hinweg haben wir gelernt, diese Empathie für „Nutztiere" zu verdrängen.

Warum unterscheiden Fleischesser zwischen Haustier und „das kommt auf den Grill"? Nicht ohne Grund werden Reportagen mit teilweisen grausamen Bildern weggezappt. Die Auseinandersetzung mit der Thematik würde in jedem Fall dazu führen, die eigenen Glaubensmuster zu hinterfragen. Wie du bereits weißt, ist das eines der schwierigsten Aufgaben in unser aller Leben. Es ist unbequem und deshalb wird die bloße Anwesenheit eines Veganers oft als störend empfunden und es kann zu der Annahme kommen, dass missioniert werden soll. Aber das Gegenteil ist der Fall. Es soll in offener Kommunikation aufgeklärt, ausgetauscht, gelernt und umgesetzt werden. Stattdessen wird das Thema oft tabuisiert und totgeschwiegen, insbesondere in Anwesenheit vieler Fleischesser. Das karnistische Glaubenssystem[4] sitzt tief. Von frühester Kindheit an werden wir auf den Fleischkonsum konditioniert. Da ist es doch nur natürlich als erste Reaktion auf einen Veganer mit einer Abwehrhaltung zu reagieren und die Tatsachen zu verdrängen. Fleisch essen ist zu einer Angewohnheit geworden und Angewohnheiten bestimmen unser Leben. Es erfordert, eine ordentliche Portion Mut, seine Gewohnheiten zu hinterfragen und vor allem aber diese zu ändern.

---

[4] Mit Karnismus ist die Ideologie gemeint, die den Verzehr einiger Tierarten als ethischer einstuft, als den anderer.

TEAM VEGAN

Die Community hat entschieden – die beliebtesten Community Bilder mit veganen Sprüchen & Motiven auf folgenden Seiten!

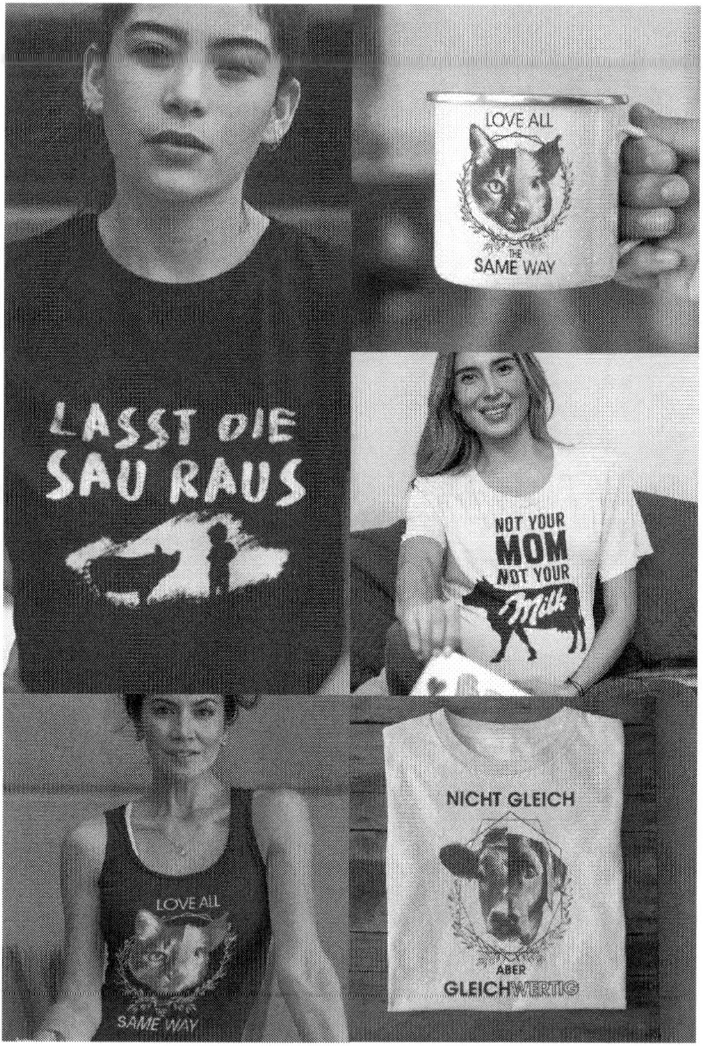

TEAM VEGAN

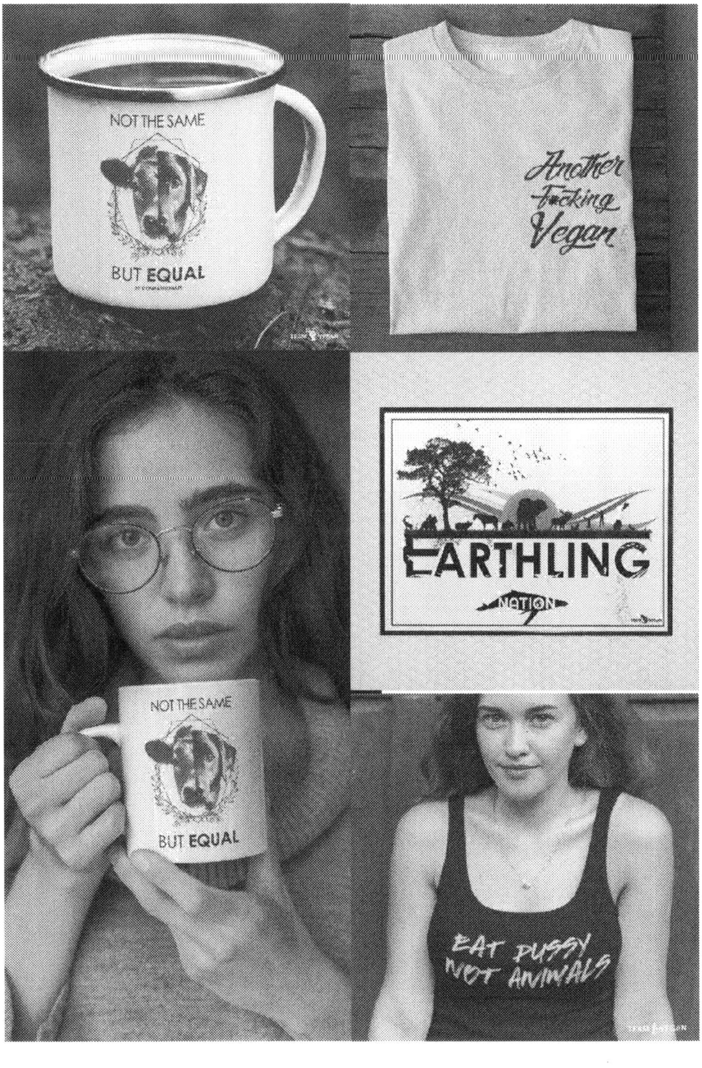
NOT THE SAME
BUT EQUAL
Another
F*cking
Vegan
EARTHLING
NATION
NOT THE SAME
BUT EQUAL
EAT PUSSY
NOT ANIMALS

TEAM VEGAN

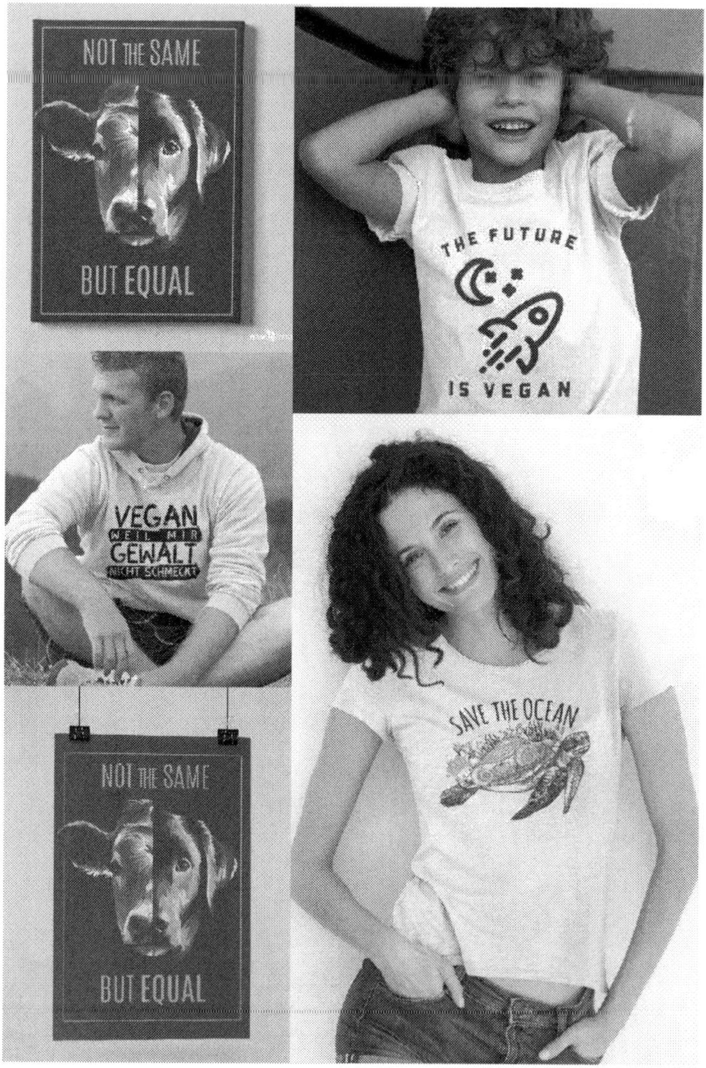
NOT THE SAME
BUT EQUAL
THE FUTURE
IS VEGAN
VEGAN
WEIL MIR
GEWALT
NICHT SCHMECKT
SAVE THE OCEAN
NOT THE SAME
BUT EQUAL

TEAM VEGAN

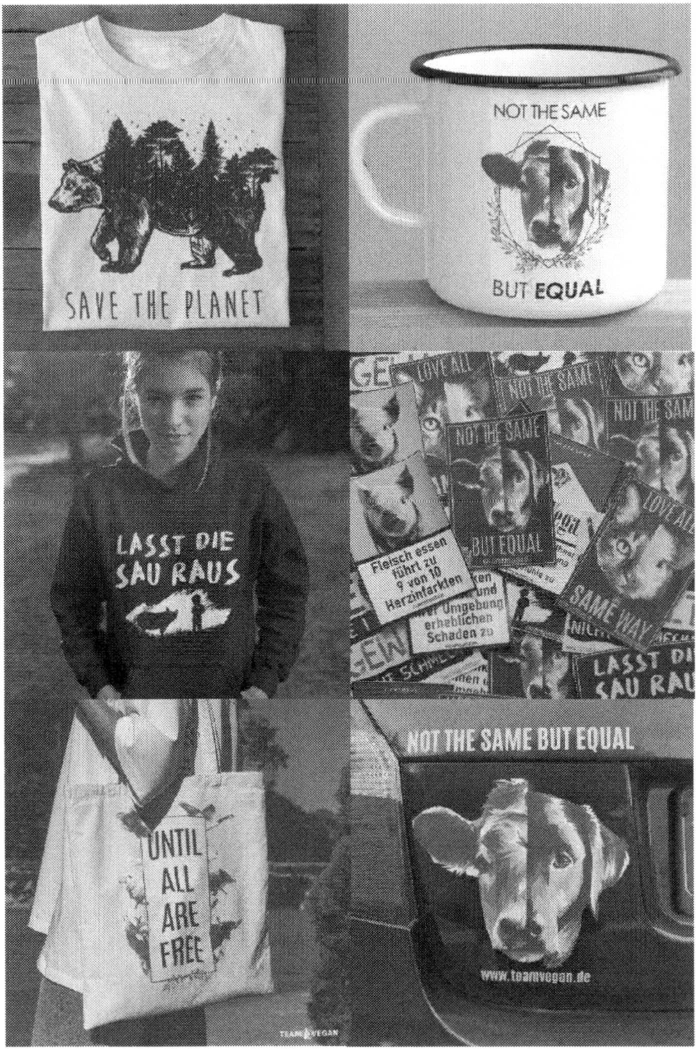
SAVE THE PLANET
NOT THE SAME
BUT EQUAL
LASST DIE
SAU RAUS
LOVE ALL
NOT THE SAME
BUT EQUAL
Fleisch essen
führt zu
9 von 10
Herzinfarkten
erheblichen
Schaden zu
SAME WAY
UNTIL
ALL
ARE
FREE
TEAM VEGAN
NOT THE SAME BUT EQUAL
www.teamvegan.de

Der unglaubliche Einfluss auf Mensch, Tier und Umwelt dank veganer Ernährung

152. Der Zusammenhang deiner Ernährung auf die Umwelt

Es besteht ein direkter Zusammenhang zwischen deiner Ernährung und deiner Sterbewahrscheinlichkeit. Wer viel Fleisch isst und gleichzeitig wenig Obst und Gemüse zu sich nimmt, stirbt entsprechend der Statistik früher. Übergewicht, Diabetes und Herzleiden resultieren nicht ungeachtet der Nahrungszufuhr. Arterien können eher verkalken und die Nebenwirkungen von Antibiotika angereichertem Fleisch erledigen ihr übriges im menschlichen Körper. Besonders in der Massenhaltung stecken sich die Tiere gegenseitig mit Krankheiten an und werden daher von Anfang an mit Antibiotika behandelt. Innerhalb von einem Zeitraum über 10 Jahren werden jedem Deutschen durchschnittlich 47 Tagesdosen Antibiotika verschrieben. Durch den Verzehr von Fleisch können innerhalb eines Jahrzehnts 219 Tagesdosen hinzukommen. Unter anderem auch „Reserveantibiotika", welches für den Menschen entwickelt wurde. Das kann zur Resistenz führen und bei notwendigen Einsatzmöglichkeiten nicht mehr seinen Zweck erfüllen. Wie wir bereits festgehalten haben, wird der Großteil des **Soja**-Anbaus für die Nutztierhaltung aufgewendet. Ebenso verhält es sich mit Getreide. Über 50% landet davon nicht direkt auf den Tellern, sondern über Umwege in die Tiere und dann erst in der Pfanne. Wenn du jetzt allerdings vegan lebst, dann sparst du in der Theorie 18kg Getreide – täglich! Die Rechnung geht weiter:

Damit du ein ganzes Jahr einen vollen Magen hast, benötigst du eine Anbaufläche von 0,06 Hektar. Fleischesser benötigen 1,08 Hektar (= 18 mal so viel). Hinzukommt, dass 91% der Zerstörung des Amazonas-Regenwaldes auf die Tierzucht zurückzuführen ist. Ganz nebenbei: Weltweit ist die Herstellung tierischer Produkte für 51% aller Treibhausgasemissionen verantwortlich. Durch den aktiven Verzicht sparst du 87% Treibhausgase im Vergleich zu einem Fleischesser ein. Nicht nur der Boden wird für die Fleischindustrie benötigt.

Der nächste entscheidende Faktor ist Wasser. Ein Drittel des weltweiten Vorkommens wandert direkt in die Fleisch- und Milchproduktion. Durch deine neue Lebensweise werden 4.164 Liter täglich weniger aufgewendet. Rechnen wir weiter. Würden alle Nutzpflanzen ausschließlich für den Menschen als direkte Nahrung bereitstehen, dann könnten wir easy 4 Milliarden Menschen zusätzlich ernähren. Ohne Welthunger. Tatsache! Bleiben wir noch bei den Zahlen. 12 Milliarden Tiere werden jährlich in Deutschland gegessen. Darauf entfallen pro Kopf durchschnittliche 150 Tiere. Und nicht nur an Land, sondern auch bezüglich des Meeres haben Veganer positiven Einfluss. Die Überfischung der Meere trägt zur Umweltverschmutzung und zur Klimakrise bei. Wissenschaftler warnen, dass bis zum Jahr 2048 unsere Meere leergefischt sind. Zusammengefasst: Jeder Veganer trägt maßgeblich zur Reduktion von Entwaldung, Treibhausgasen, Umweltverschmutzung und Wasserknappheit bei.

153. Übrigens: Gäbe es mehr Menschen wie dich, die sich bewusst dem Fleischkonsum verwehren, hätte dies auch finanzielle Auswirkungen: Gesundheitskosten würden drastisch gesenkt werden. Stellen wir uns ein Szenario vor, bei dem von heute auf morgen, alle Veganer werden: Dann könnten jährlich circa 900 Milliarden Euro eingespart werden. Die eingesparten Klimagasemissionen bringen ein Plus von 500 Milliarden Euro auf das Konto. Mir ist auch bewusst, dass es utopisch ist, dass ein solcher Wandel abrupt erfolgen könnte, aber diese Studie von Oxford zeigt: Dein Handeln hat Auswirkungen auf uns alle.

„Sei du selbst die Veränderung, die du dir wünscht für diese Welt.“ (Mahatma Gandhi)

Die 3 meistverbreiteten Soja Lügen

154. Die Lüge vom brennenden Regenwald durch deinen Soja-Drink

„Für den Soja-Anbau werden Regenwälder abgeholzt. Deine vegane Ernährung zerstört den Planeten.“ Ja, genau. Diesem Vorwurf nehmen wir schnell den Wind aus den Segeln. Zunächst einmal werden 80% der geernteten Pflanzen zu Schrot verarbeitet – für FUTTERMITTEL. Soja ist ein günstiges Produkt, um Tiere für den weltweiten Hunger nach Fleisch zu mästen. In den vergangenen 50 Jahren stieg die Nachfrage drastisch.

Riesige Waldflächen mussten Ackerflächen weichen. Aber eben nicht für fleischlose Alternative. Tatsächlich wird für die Produktgruppe „Milch“, Drinks & Co gerade einmal 2% der Sojaproduktion verwendet. Es bleiben 98%, die nicht auf deinem Teller landen, sondern auf dem Teller deines mit dir diskutierenden Fleischessers gegenüber. Entgegen der weitläufigen Falschannahme, dass Soja nur in Südamerika produziert wird, zeigen sich auch Produzenten in den USA, Kanada oder in den EU-Ländern. Die erwähnten Produkte im Einzelhandel werden von keinem großen Anbieter aus dem Regenwald bezogen. Die Marktführer Alpro, Alnatura oder Rewe beziehen Sojabohnen größtenteils EU-weit und durch dessen Konsum wird der Klimawandel eben nicht so extrem vorangetrieben wie durch das Abholzen des Regenwaldes.

155. Die Lüge vom impotent machenden Sojajoghurt

„Rauchen bedroht ihre Potenz“ so oder ähnlich wird auf Tabakwaren auf die Gefahr des Rauchens und die gefährdete Manneskraft hingewiesen. Vielleicht hast du auch schon davon gehört, dass der Konsum von Sojaprodukten einen ähnlichen Effekt auf das männliche Geschlecht haben soll. Müssen also ähnliche Hinweise auf den Sojajoghurt gedruckt werden? Die dafür verantwortlich gemachten Stoffe sind Allergen und Isoflavone, die in ihrer Struktur dem weiblichen Sexualhormon Östrogen ähneln sollen und daher eine unerwünschte Folge der Verweiblichung mit sich bringen sollen. Doch stimmt das? Es konnte bisher keine zur Gänze geklärte Evidenz nachgewiesen werden, die diesen Mythos belegen könnte. Wie so oft ist die Wahrheit eine ganz andere. Denn anstatt einer gefährlichen Umpolung der Geschlechtsmerkmale hervorzurufen, sorgt Soja in moderaten Mengen konsumiert für viele gesundheitliche Vorteile. Darunter ein geringeres Risiko an Brust-, Darm- und vermutlich auch Prostatakrebs zu erkranken. Zusätzlich vermindert der Konsum die Symptome der Wechseljahre bei Frauen und hat generell einen positiven Einfluss auf Knochen- und Hautgesundheit.

156. Die Lüge des ausgelaugten Sojaboden

Diese ganz klare Falschaussage ist vor allem aus dem Grund der bevorzugten Monokulturen anderer Pflanzenarten gefährlich. Natürlich benötigt auch Soja die im Boden enthaltenen Nährstoffe zum Wachsen. ABER – die Nährstoffe werden erstens von den Landwirten wieder in den Boden eingebracht und zweitens kann die Sojabohne, speziell im Bio-Landbau eingesetzt, anhand ihrer Wurzelbakterien Stickstoff aus der Luft fixieren. Das führt zu einem weit geringeren Bedarf an schädlichen Dünger. In einer klugen Mischkultur könnten die verschiedenen Vorteile verschiedener Pflanzenarten ergänzen und den Boden langfristig remineralisieren. Aber das ist ein anderes Thema.

7 Dinge, die ich gerne gewusst hätte bevor ich vegan wurde

157. Das Kleingedruckte

Auf vielen Produkten findest du den Zusatz „Kann Spuren von ... enthalten". Wenn nun Milch als Platzhalter verwendet wird, kannst du beispielsweise die vegane Schokolade bedenkenlos kaufen. Der Hersteller produziert in seiner Anlage nämlich auch Waren, die Milch enthalten. Trotz Reinigung der Maschinen, können Spuren auf anderen Produkten wie eben auf der Schokolade des Verlangens enthalten sein. Wichtig ist der Hinweis besonders für Allergiker.

158. Neue Vielfalt entdecken

Die Vorstellung, auf viele Produkte zu verzichten, die Fleisch, Eier oder Milch beinhalten, mag sich zu Beginn unglaublich hart anhören. Die meisten verbinden damit dann nur noch Salat essen zu können. Das liegt fernab der Realität. Es gibt eine Vielzahl an Ersatzprodukten, deren Palette stetig wächst. Das Einkaufen wird ein neues und bewussteres Erlebnis. Such dir vorab ein paar Rezepte und du wirst überrascht sein, was man alles außer Salat noch essen kann. Beispiele gefällig? Aber sicher doch: Es gibt diverse Burger Variationen auf Soja-Basis oder Weizen oder aus Gemüse, Pizzen mit veganem Käse und Grillgemüse (kann man sich auch easy selbst machen), vegane Spätzle und Gemüsemaultaschen, Eiersatzprodukte und Jackfruit-Bolognese.

Keine Panik, alle zuvor geliebten Produkte gibt es auch körper- und umweltverträglich.

159. Gestaltenwandler Tofu

Vielleicht hast du schon deine erste Bekanntschaft mit Tofu gemacht? War nicht so gut? Das ging mir auch so! Erst durch die richtige Zubereitung und das Würzen entwickelt sich das weiße Rechteck in ein must-have des Veganer-Kühlschranks. Es lassen sich leckere Sandwiches zaubern, es eignet sich wunderbar als Rührei oder Frittata. Mut zum Ausprobieren und Lernen raten wir an dieser Stelle!

160. Sei du selbst und steh dazu

Das würden wir dir generell für alle Lebenslagen /-bereiche empfehlen. Aber widmen wir uns dem Vorurteil, dass Veganer extrem sind – Extrem einfühlsam, mit der nötigen Portion Liebe für alle Lebewesen. Veganer stehen für Ihre Überzeugung ein, auch wenn es unbequem werden kann. Steh zu dir, du bist normal – Tiere für den kurzzeitigen Genuss zu töten ist extrem.

161. Feel the Power

Seit unserer Ernährungsumstellung fühlen wir uns voller Energie. Wir sind weniger schlapp nach einer Mahlzeit und konzentrierter. Auch mehr und mehr Sportler entdecken die positiven körperlichen Effekte durch den Verzicht von Tierprodukten (ausführlich an Patrik Baboumian beschrieben). Zusätzlich ist man seltener krank – Veganismus ist kein Allheilmittel, aber man spürt, wie es dem Körper guttut und er weniger anfällig auf Erkältungen ist.

162. Ernten was man säht

All unsere Handlungen und Taten haben Auswirkungen, auch wenn uns diese nicht immer bewusst sind. Wir begeben uns zurück auf die Familienfeier und du wirst mit all den Vorurteilen überschüttet, weil sich eigentlich noch keiner mit dem Thema beschäftigt hat, aber jeder seinen Senf auf deine Tofuwurst schmieren möchte. Du kontertest hier und erklärst da ...und plötzlich recherchieren deine Verwandten / Bekannten doch auch ein bisschen und ersetzen dann die ein oder andere Mahlzeit mit einer veganen Alternative. Die Samen, die du durch dein Wissen ausstreust, werden vermutlich mehr Früchte tragen, als es dir am Anfang klar ist.

163. Man lernt nie aus

Es werden auch immer Fragen auftauchen, die wir hier nicht besprochen haben und für die du nicht direkt eine fundierte Antwort parat haben wirst. Kleiner Trost: Das wird dir auch als jahrelang erfahrener Veganer noch passieren. Bleib entspannt – es gibt immer was zu lernen.

Werde Teil einer grünen Bewegung

Du hast den Wunsch nach einer besseren Welt?
Du liebst unsere Mutter Natur und hast eine unerschütterliche Liebe zu Tieren?

Dann **werde** als **Influencer** Teil von Team Vegan und **verbreite** mit uns die Botschaft eines gesünderen Lifestyles!

Bewerbe Dich bei unserer exklusiven Influencer Kampagne.

Wir freuen uns auf deine Bewerbung!

www.bewerbung.teamvegan.de/start

(scanne den QR Code mit deiner Handykamera ein)

Und wieder eine Diskussion - mit den 3 N brauchst du dir keine Sorgen mehr machen!

Über die kindliche Konditionierung bezüglich des Fleischessens haben wir ja bereits gesprochen. Jetzt suchen wir Mittel und Wege, wie wir das neue Wissen zielgerichtet in Diskussionen anwenden können, um auf jedes Argument eine passende Antwort zu finden. Am besten bist du vorbereitet, wenn du die Strategien der Gegenseite auch kennst. Eine weitverbreitete Strategie der eingefleischten Karnivoren sind die 3 N, die als Mittel der Zerstreuung ihres schlechten Gewissens dienen. Die Erfahrung hat mich gelehrt, dass jede Diskussion über die Ernährung bestimmten Mustern folgen. Es wird zwangsläufig immer auf die Argumentationskette der 3 N hinauslaufen. Du erhältst nun die passenden Antworten auf diese Muster.

164.Die 3 N-Argumente, die jeder Fleischesser kennt und liebt

Bei der nächsten Diskussion kannst du gerne folgendes Experiment anwenden: Die Ideologie des Fleischkonsums hat spätestens mit der Popularität der amerikanischen Psychologin Dr. Melanie Joy auch einen Namen: Karnismus. Für das folgende Gedankenexperiment nehmen wir mal an, du würdest wieder Fleisch essen. Du bist wieder einmal bei deiner Oma zum Mittagessen eingeladen. Diesmal hat sich dein Onkel lieber für den „Frühschoppen“ entschieden und ihr verlebt einen heiteren

Sonntagmittag und das Essen ist derart lecker, dass Lisa deine Oma nach dem Rezept fragt. Deine Oma freut sich über dieses Kompliment und erwidert unverblümt, dass das Geheimnis im Fleisch liege, es sei das Fleisch einer schottischen Faltohrkatze. Was wäre wohl euer beider erste Reaktion? Ekel oder gleich Erbrechen? Es ist ziemlich wahrscheinlich, dass ihr das Essen mit diesem Wissen im selben Augenblick als sehr viel weniger genussvoll empfinden würdet als noch 20 Sekunden zuvor.

Fakt ist, es hat sich rein gar nichts am Fleisch verändert, sondern nur in deiner und Lisas Wahrnehmung. Wenn es darum geht, ein Tier zu essen, ist die Wahrnehmung des ethischen Hintergrunds meist vom jeweiligen Kulturkreis geprägt. Nehmen wir unser Gedankenexperiment. Was hierzulande Würgreize auslösen würde, könnte beispielsweise in einem kleinen Eingeborenenstamm in Papua-Neuguinea als Delikatesse gelten. Na dann mal guten Appetit! Wir werden die schottische Faltohrkatze wahrscheinlich nicht in der TK im nächsten Aldi an der Ecke finden und das ist auch ganz gut so. Wenn wir also einmal differenziert darüber nachdenken, kann es ja gut sein, dass uns bei dem Gedanken an die verschiedensten Fleischsorten schlecht werden könnte. Man könnte also sagen, dass dies der Regelfall zu sein scheint, wenn man mental die Liste der möglichen Tiere durchgehen würde. Stellt sich doch die Frage, wo beginnt der Ekelfaktor bei Fleisch und wo endet er? Eine mögliche Erklärung für dieses Messen nach zweierlei Maß, könnte die fehlende Verbindung zu dem Tier sein, dass das Steak auf dem Teller einmal war. Es könnte an einem eingeschränkten Bewusstsein für die Herkunft der Nahrung sein. Es ist kein Geheimnis, wie das Steak auf den Teller kommt. Wir wissen, dass Tiere dafür sterben müssen. Was wir sehen, ist eine abgepackte Ware ohne Gesicht. Uns fehlt die Verbindung und vor allem aber die Wertschätzung für alles, was Mutter Natur zur Verfügung stellt. Die Frage ist, wer könnte das Kälbchen, dass sonntags auf dem Teller liegt, auch selbst töten? Wir wagen, zu behaupten, dass hier 99% aussteigen würden.

165. „Das Jenke-Experiment“:

Ich empfehle dir diesbezüglich das Format „Das Jenke-Experiment“ auf RTL. Der für seine gewagten Experimente bekannte Journalist war Anfang März 2020 wieder einmal im Auftrag der Aufklärung unterwegs. Dieses Mal stellte er die provokative Frage, was extremer Fleischkonsum mit dem menschlichen Körper anstellen kann und welche positiven Entwicklungen der Fleischverzicht haben kann. Dafür aß Jenke zu Beginn seines Experiments zwei Wochen lang jeden Tag ein Kilogramm Fleisch. Der Titel der Sendung verrät viel und lässt vermuten, wohin die Reise geht. „Tiere lieben und essen – wie viel Fleisch muss sein?“, mutet zunächst vielleicht etwas plakativ an, trifft aber den Zeitgeist und arbeitet eine der großen gesellschaftlichen Fragen auf. Um zu verdeutlichen, was dieser exzessive Fleischkonsum für den Körper bedeutet, bietet Jenke, ganz in seiner Art die Dinge anzugehen, den extremen Kontrast an. Nach diesen zwei Wochen Völlerei, folgten zwei Wochen vegane Ernährung. Um ein unverfälschtes und fundiertes Bild über die gesundheitlichen Aspekte zeichnen zu können, ließ Jenke sich während der „Fleischphase" medizinisch begleiten. Er unterzog sich einem Leistungstest. Die Blutwerte wurden analysiert und auch seine Erektionsfähigkeit wurde ermittelt. Das Resultat war eine gravierende Veränderung seines gesundheitlichen Zustandes. Bereits nach zwei Tagen erlitt Jenke einen heftigen Gichtanfall. Auch die anderen Blutwerte und Vitalfunktionen ließen im direkten Vergleich zum Vortest sehr zu wünschen übrig.

166. Die Zeit des Vegetarismus

Nach diesen zwei Wochen quartierte sich Jenke auf einem Bauernhof in Hamm ein. Das Ziel dieses Unterfangens war zum einen die gesundheitlichen Auswirkungen der Ernährungsform zu beobachten und zum anderen eine persönliche Bindung zu den Tieren hinter den Produkten aufzubauen. Diese Verbindung mit den Mastschweinen „Elsa" und „Schmali" wurde durch Jenkes tägliche Pflege intensiviert. Er lebte neben dem Stall, mistete diesen aus und spielte regelmäßig mit den Tieren. Die Crux an der Sache – Jenke wird am Ende dieses Teils über Leben und Tod entscheiden. Nämlich über das Leben von Elsa und Schmali. Der Deal des Experiments war es, dass Jenkes Entscheidung seine weitere Ernährungsform bestimmt. Würde er die Schweine am Leben lassen, müsste er sich ab sofort vegetarisch leben. Auch wir saßen zitternd vor dem Fernseher und habe für die beiden süßen Schweine gebetet. Die ärztliche Untersuchung nach den zwei

Wochen Vegetarismus, ergab eine vollständige Remission der vorhergegangenen Symptome.

167. Die Entscheidung

Ich bin davon überzeugt, dass es vielen Menschen in Deutschland ganz ähnlich gegangen sein muss wie mir. Das große Zittern. Dann endlich. Jenke lässt die beiden Schweine am Leben und muss sich ab diesem Tag vegetarisch ernähren. Happy End! Das Experiment zeigt deutlich, dass die emotionale Bindung gegenüber den Tieren zu einer erhöhten Empathie Fähigkeit seitens Jenkes geführt hat. Das Experiment schuf also eine ähnliche Verbindung zwischen Journalisten und Schwein, wie zwischen Haustier und Haustierhalter.

168. Die emotionale Lücke

Um die Bedeutung des Karnismus auf tieferer Ebene zu betrachten, ist es wichtig, zu verstehen, dass Ideologien sich immer denselben Mustern bedienen, insbesondere die Art von Ideologien, die sich gewaltvoll ihren Weg bahnen müssen. Die Vorstellung, bestimmte Tiere grausam zu ermorden, damit wir sie verspeisen können, ist tief in unserer Gesellschaft verwurzelt. Ideologien, die auf derartigen Grundüberzeugungen fußen, bedienen sich immer einer Kombination aus psychologischen und sozialen Verteidigungsmechanismen. Dem kollektiven Geist eines Kulturkreises ist das Ausmaß der Grausamkeit nicht bewusst. Die Menschen haben an der Tötung so vieler Lebewesen teil, ohne es vollständig zu realisieren. Man könnte also sagen, dass Karnismus als ein Synonym für eingeschränktes Mitgefühl verstanden werden kann. Auch ein Grund, warum die Diskussionen meist hoch emotional aufgeladen sind. Um also eine bessere Basis für zukünftige Gespräche auf Augenhöhe zu schaffen, ist es wichtig, zu verstehen, welchen Verteidigungsmechanismen die Betroffenen unterliegen.

169. Die Mechanismen hinter den Verteidigungen

Die Herausforderung für Aufklärung im Bereich der Ernährungsformen liegt vor allem an der bislang fehlenden Bezeichnung für die Ideologie. Wenn uns für etwas eine genaue Bezeichnung fehlt, ist es schwer, auch Gedanken dazu zu fassen, es in Worte zu packen oder darüber eingehend zu reflektieren. Dieser versteckte Hintergrund sorgt für einen gewissen Zwang und verschüttet die Option der freien Wahl. Außerdem sind die Opfer nicht in der Lage, ihre Stimme gegen dieses Unrecht zu erheben. Im ersten Quartal des Jahres 2012 wurden laut einer Pressemitteilung des Statistischen Bundesamtes etwa 20 Millionen Tonnen Fleisch in Deutschland produziert. Auch hier zeigt sich der unbewusste Umgang mit der eigentlichen Bedeutung. Die gesellschaftliche Norm hat die Wortwahl akzeptiert und wir alle sprechen von Fleischproduktion und verdrängen das getötete Lebewesen dahinter. Deshalb hat Sprache einen enormen Einfluss auf das, was dir denken, fühlen und wie wir am Ende des Tages auch handeln.[5] Die bloße Anzahl der

[5]https://www.destatis.de/DE/Themen/Branchen-Unternehmen/Landwirtschaft Forstwirtschaft-Fischerei/Tiere-Tierische-Erzeugung/_inhalt.html

getöteten Tiere würde uns ein schaudern über den Rücken legen und uns die Schamesröte ins Gesicht steigen lassen. Es ist auch viel zu abstrakt, sich die Anzahl von 375 Schweinen und 1943 Hühnern vorzustellen. In Deutschland beträgt die Anzahl der Nutztiere etwa das Doppelte der Einwohnerzahl. Wo sind die ganzen Nutztiere dann? Du siehst ihre Leichenteile täglich in Plastik eingeschweißt, im Supermarkt, in Restaurants und an der Imbissbude an der Ecke. Hier eine kleine Denkaufgabe: Wo sind die ganzen lebendigen Tiere und warum sehen wir sie nicht?

170. Die konstruierten Märchen

Sollte sich der Schleier der Verborgenheit dennoch legen, zum Beispiel durch eine gute Dokumentation oder einer Diskussion zwischen Fleischesser und Veganer, benötigt die Ideologie eine weitere Schutzfunktion. Es wird uns bereits in der Schule beigebracht, was eine gesunde Ernährung ausmacht. Wahrscheinlich kennst du das Bild der Ernährungspyramide und findest dort Wurst und Fleischprodukte relativ zügig. Wir betrachten also die uns erzählten Märchen als Fakten und können so den Fleischkonsum weiter rechtfertigen. Die dafür benutzten Argumente sind, wie Melanie Joy – es beschreibt, alle auf die 3 Ns reduzierbar. Damit du in der nächsten Diskussion standhalten kannst, erfährst du nun, was es mit den 3 Ns auf sich hat: Demnach sei der Fleischkonsum *normal, natürlich* und *notwendig*. Für eine differenzierte Analyse benötigen wir mehr Informationen über diese Argumente. Lass uns genauer hinsehen:

171. #1 N - Fleischessen ist normal

Als „normal“ gilt die in einer Gesellschaft getroffene Übereinkunft des Zusammenlebens. Das heißt der Einzelne fügt sich dem Verhaltenskodex der Masse. Erinnere dich an unser kleines Gedankenexperiment. Oma serviert dir schottische Faltohrkatze und dir vergeht der Appetit mit dieser Information und du lehnst dankend ab. Was, wenn dir deine Oma nun erzählen würde, dass es keinen Grund gäbe, sich schlecht zu fühlen, denn immerhin hatte die Katze sieben Monate lang ein schönes Leben. Sie durfte im Freien herumtollen und hatte viel Freude mit den anderen Katzen, bevor sie geschlachtet worden ist. Jetzt würdest du doch beherzt mit der Gabel in die Vollen piksen, oder etwa nicht? Wir denken doch wohl eher nicht. Karnismus ist so tief in unserem Kulturkreis verwurzelt, dass uns nicht klar ist, was „tiergerechte Produktion“ überhaupt bedeutet. Es ist schlicht ein unauflösbarer Widerspruch. Es ist ein Märchen, dass wir uns täglich selbst erzählen. Es ist Mord!

172. #2 N - Fleischessen ist natürlich

Um es kurz zu machen. Nein, Fleischessen ist nicht natürlich. Spannend ist jedoch die Argumentationskette hinter dieser Annahme. Die Argumente hierfür wirken etwas willkürlich und unfundiert, aber es ist wichtig, sie zu benennen. Bereits unsere Vorfahren haben Fleisch gegessen. Raubtiere fressen Fleisch, so ist der Lauf der Dinge und so weiter. Fundierte Gegenargumente werden förmlich ausgeblendet. Der Fakt, dass unsere nächsten

Verwandten aus dem Tierreich praktisch kaum Fleisch essen und wenn, dann nur roh inklusive aller Innereien, wird einfach ausgeblendet. Auch unsere eigene Evolution wird nicht in den Diskurs miteinbezogen und die Tatsache, dass wir uns aus vielerlei „natürlicher" Verhaltensweisen hinaus entwickelt haben, findet keinen Platz. Sollte es aber!

173. #3 N - Fleischessen ist notwendig

Dieses Argument entbehrt in seiner bloßen Konsistenz jeglicher Logik. Welche Not sollte denn aus der Fülle, der uns zur Verfügung stehenden Lebensmitteln heraus gewendet werden müssen? Wir leben in einem Überangebot an Lebensmitteln jeglicher Art von überall auf der Welt. Es gibt keine NOT! Uns sind alle wichtigen Nährstoffe zugänglich, jede medizinische Versorgung und Unterstützung ist uns sicher und all die Märchen haben keine Grundlage mehr.

Gemeinsam können wir viel erreichen!

Was kann **ein** einzelner **Mensch** schon großartig **verändern**?

Genau das dachte ich mir damals, als ich mich vegan ernährt hatte. Ich spürte den Drang in mir die **vegane Botschaft** mit meinem Umfeld zu *teilen*. Mehr Menschen mussten mehr von den Vorteilen.

Mein Job als Ingenieur hat mich **nicht erfüllt**, aus diesem Grund habe ich diesen Job an den Nagel gehängt, **um mich zu 100% auf meine Vision – die vegane Botschaft zu verbreiten,** um mehr Menschen zu einem gesünderen Leben zu verhelfen.

Wenn du wissen möchtest, welchen Weg ich eingeschlagen habe, um die vegane Message zu verbreiten, dann **wirf** jetzt einen **Blick auf die folgende Seite**:

www.veganbibel.teamvegan.de/govegan

(scanne den QR Code mit deiner Handykamera ein)

Koche mit der GGB^2 Methode täglich neue schnelle, nährstoffreiche und einfache vegane Gerichte

Was macht ein gutes Gericht aus? Mit Sicherheit der Geschmack. Wir geben dir nun einige Tipps an die Hand, wie du nährstoffreiche, abwechslungsreiche und vor allem aber leckere Gerichte anhand der GGB^2 schnell und unkompliziert zubereiten kannst. Genau genommen haben wir aber keine Gerichte für dich vorbereitet, sondern eine altbewährte Formel für den veganen Lifestyle. Es handelt sich um die Grain, Green and Bean Formel. Das bedeutet im Klartext: Etwas Getreide, etwas Grünzeug und etwas Hülsenfrucht auf den Teller gepackt, ergibt in den unterschiedlichsten Varianten vielseitige und schmackhafte Gerichte.

174. Und was fängst du jetzt mit diesem Wissen an?

Probiere dich aus, sei kreativ, besuche Foren und werde zum Meisterkoch. Zur Erleichterung erklären wir dir noch genau, was die Formel im Einzelnen bedeutet und was sie so besonders macht. Was du dir sicher schon denken kannst, die Formel beinhaltet immer die angegebenen Komponenten. Um dir ein gutes Bild aufzuzeigen, bekommst du jetzt einige Beispiele:

175. Grains: Getreidesorten wie z.B. Pasta aus Dinkel oder Weizen, Quinoa, Reis, Hirse, Bulgur, Couscous, Vollkormehl usw.

176. Green: Hier ist ein grünes Gemüse gemeint. Du kannst es aber etwas weiter gefächerter betrachten und auch andere Gemüsesorten miteinbeziehen, wie Spinat, Weißkohl, Wirsing, Chinakohl usw.

177. Bean: Hier kannst du auf das gesamte Arsenal an Hülsenfrüchten zurückgreifen, dass dir die Natur bietet. Das können sein: Lupinen, Bohnen, Linsen, Kichererbsen, grüne Erbsen etc. Es können auch andere pflanzliche Fleischalternativen zu dieser Kategorie gezählt werden, wie z.B. Tofu, Tempeh, texturriertes Soja, Jackfruit, Saitan usw.

Auch wenn es dir jetzt wahrscheinlich unglaubwürdig erscheinen mag, aber diese Formel bietet so viele Variationsmöglichkeiten, dass du vom heutigen Tage an jeden Tag ein anderes Gericht kochen könntest für die nächsten hundert Jahre. Sie dich dazu in diversen Foren um und mach einen Kochkurs mit deiner Freundin oder deinem Freund. Du wirst viel Spaß daran entwickeln.

Mit der 10 ++ Formel zu einem langen gesunden Leben

178. Decke deinen täglichen Bedarf

Wie kannst du also deinen täglichen Bedarf decken und dabei möglichst viel Spaß haben und deine Gesundheit auf das nächste Level befördern? Der amerikanische Arzt, Buchautor und Wissenschaftler Dr. Michael Greger hat dafür einen Namen, aber vor allem einen Plan entwickelt, den du täglich umsetzen solltest. „Das tägliche Dutzend" erinnert vielleicht ein wenig an das „Dreckige Dutzend", ist aber eine feine und ganz saubere Sache. In seinem Buch „How not to die" hilft er interessierten und denjenigen, die bereits Vollzeit Veganismus praktizieren dabei eine pflanzlich basierte Ernährung im Alltag auf spielerische Weise umzusetzen.

Er listet eine Vielzahl an Nahrungsmitteln und die dazugehörigen Studien auf, die den positiven Einfluss untermauern. Gregers Empfehlungen bedeuten keine neue Ernährungsrevolution oder gar eine weitere Ernährungspyramide im Dschungel der möglichen Maßnahmen. Vielmehr untermauert er einige Verzehrempfehlungen und Lifestyle- Maßnahmen, die auf Basis wissenschaftlicher Datenlage erarbeitet wurde. Im Wesentlichen gestaltet sich das „tägliche Dutzend" wie folgt:

179. Das tägliche Dutzend

Dutzend	Dr. Gregors Empfehlungen	Dosierung (täglich) -Beispiele
Hülsenfrüchte	Bohnen, Kichererbsen, Edamame, Sojaprodukte, Linsen, Erbsen	3 Portionen: 60g Hummus, 30g Zuckererbsen
Beeren	Heidelbeeren, Bormbeeren, Cranberrys, Himbeeren,	1 Portion: 60g frisch oder gefroren, 40 g getrocknet
anderes Obst	Äpfle, Avocados, Bananen, Datteln, getrocknete Feigen,	3 Portionen: 1 mittelgroße Frucht 120g geschnittenes frisches Obst, 40g getrocknetes Obst
Kreuzblütler	Brokkoli, Kohlsprossen, Kraut, Meerrettich, Grünkohl, Karfiol, Rucola, Pak Choi, Kresse	1 Portion: 30-80g geschnitten 12g Sprossen (z.B. Brokkoli), 1 Teelöffel Meerrettich
Grünes Blattgemüse	Spinat, Mangold, Blattsalat, Grünkohl, Rucola, etc.	2 Portionen: 60g roh oder 90g gekocht
Anderes Gemüse	Artischocken, Spargel, rote Rüben, Paprika, Karotten, Mais, Knoblauch, Pilze, Kürbis, Algen	2 Portionen: 60g rohes Blattgemüse, 50g rohes oder gekochtes Gemüse, 125g Gemüsesaft, 7g getrocknete Pilze
Leinsamen	In geschroteter Variante	1 Esslöffel täglich
Nüsse u. Samen	Mandeln, Paranüsse, Cashews, Chia-Samen, Haselnüsse	1 Portion: 30g Nüsse oder Samen oder 2 Esslöffel Nussbutter
Kräuter u. Gewürze	Kurkuma, Basilikum, Kardamom, Chilli, Zimt, Koriander, Curry, Majoran	¼ Teelöffel Kurkuma täglich, dazu beliebige Mengen anderer Gewürze und Kräuter
Vollkorngetreide	Gerste, brauner Reis, Buchweizen, Hirse, Quinoa, Vollkornnudeln	3 Personen: 100g Haferflocken, Reis oder Pasta, 1 Scheibe Vollkornbrot
Getränke	Wasser, Tee, Kaffee etc.	Min. 5 Gläser á 350 ml täglich
Bewegung	alles, was Spaß macht	90 min moderates Training oder 40 min intensives Training

Abb.11 das tägliche Dutzend von Dr. Greger

Mit diesen 6 Tricks, wirst du NIE wieder tierische Produkte vermissen!

180. Die Pflanzenmilch- Revolution

Mittlerweile schmücken die buntesten und ausgefallensten Trendmarken an pflanzlicher Alternative für Kuhmilch die Supermarktregale. Es ist ein wahrer Hype um das Ersatzprodukt entstanden und du kannst folgende Sorten finden: Hafermilch, Mandelmilch, Sojamilch, Haselnussmilch, Erbsenmilch, um nur einige zu nennen. Geschmacklich variieren die verschiedenen Sorten zum Teil sehr stark. Deswegen wird es am besten sein, wenn du dich einfach einmal durch die Sorten testest. Viel Vergnügen!

181. Der Sahneersatz

Auch Pflanzensahne steht dem Original in ihren Anwendungsmöglichkeiten kaum in etwas nach. Auch hier gibt es die Sorten, Soja, Reis, Dinkel und Hafer. Die Sahne kann selbst aufgeschlagen werden und als leckeres Topping für dein Dessert dienen oder gleich in der praktischen Sprühflasche gekauft werden. Du bekommst die Sahne Alternative mittlerweile fast in jedem Supermarkt. Insbesondere Alpro legt hier ordentlich vor und erweitert sein Sortiment regelmäßig.

182. Für die Joghurt und Puddingfans unter euch

An alle Joghurtfans, wir haben bisher mit euch gelitten und lange

Zeit auf einen akzeptablen Ersatz gewartet. In meiner Empfindung lagen die Alternativen sehr lange hinter dem Geschmack des Originals und auch die Konsistenz war bisher gewöhnungsbedürftig. Es gibt mittlerweile schmackhafte Sojaalternativen von Alpro oder Provamel (Bio). Es hat sich auch in diesem Bereich in den letzten Jahren einiges bewegt und der steigenden Nachfrage wurde Rechnung getragen. So gibt es mittlerweile Joghurt aus Kokos, Mandel oder Hafer und diese schmecken allesamt sagenhaft erfrischend und gut.

183. Auch in Sachen Quark und Käse floriert das Geschäft

Als absoluter Käsenarr war es auch hier nicht einfach für mich den endgültigen Schlussstrich zu ziehen. Das endgültige Ende kam mit dem Bewusstsein, was unseren Kühen hier tagtäglich angetan wird. Lies hierzu gerne noch einmal das Kapitel „Das ist doch eine Milch-Märchen-Rechnung". Auch hier gibt es bereits viele Alternativen auf dem Markt zu haben. Die einen besser, die anderen eher weniger gut. Hier ist die Auswahl ähnlich groß wie bei den anderen Produkten. Wir empfehlen dir, dich durch die Sorten zu testen und notfalls auf Rezepte zurückzugreifen, wie du dir deinen veganen Käse selbst zubereitest. So kannst du selbst ein wenig mit den Gewürzen spielen und die beste Lösung finden.

184. Pflanzliche Butter voraus

Die bekannteste Alternative ist wohl die Margarine, die es seit Jahrzehnten zu kaufen gibt. Dabei muss aber beachtet werden, dass tatsächlich nicht jede Margarine auch vegan ist, denn oft sind tierische Fette enthalten. Eine vegane Variante bietet der Anbieter Deli und eine weitere findest du von Becel.

185. Der Zauberkünstler Tofu

Es gibt auf dem veganen Markt wohl nichts, dass so wandelbar und so vielfältig einsetzbar ist wie Tofu. Das asiatische Produkt wird traditionell aus Soja hergestellt. Da es einen wesentlichen Teil der veganen Ernährung ausmacht, kannst du einige Sorten finden. Diese sind:

a) Naturtofu: Auch normaler Tofu genannt. Ein ziemlich geschmacksneutrales Zeug. Er kann allerdings wunderbar gewürzt werden und ist eine tolle Ergänzung zu den unterschiedlichsten Gerichten.

b) Seidentofu: Ist eine sehr weiche Form des Tofu und kann gut für Desserts verwendet werden. Er ist ebenfalls relativ geschmacksneutral und nimmt wunderbar die süßen Elemente deiner Begierde auf.

c) Räuchertofu: Wie der Name schon sagt, handelt es sich hier um eine sehr rauchige Tofusorte.

186. Saitan

Das pure Weizeneiweiß (Gluten) hat eine feste und

fleischähnliche Konsistenz und wird daher auch oft als „Weizenfleisch“ bezeichnet. Es eignet sich sehr gut als Fleischersatz und kann daher zu jedem üblichen Gericht verwendet werden. Du kannst Saitan im Bioladen kaufen oder auch selbst herstellen.

187. Konventionelle Gerichte mit Sojafleisch

Dieses Ersatzfleisch besteht aus getrocknetem und in Form gepressten Sojamehl. Es weist eine ähnliche Struktur auf wie Fleisch und kann daher sehr gut Umami[6] imitieren. Sojafleisch wird in heißer Gemüsebrühe eingeweicht und anschließend abgegossen. Im nächsten Schritt sollte das Wasser ausgedrückt werden. Je weniger Wasser, desto besser. Jetzt kannst du das Fleisch auch verarbeiten. Die Gewürze geben dem Fleisch dann den gewünschten Geschmack.

188. Tempeh

Das traditionelle indonesische Gericht aus fermentierten Sojabohnen wird mit einem bestimmten Schimmelpilz geimpft und reift dann danach. Der Geschmack wird oft als nussig beschrieben. Tempeh lässt sich gut in Scheiben anbraten und nimmt sehr gut Gewürze auf. Du findest Tempeh im Bioladen

---

[6] Qualität des Geschmackssinnes bezeichnet, die neben *süß*, *sauer*, *salzig* und *bitter* zu den grundlegenden Sinnesqualitäten der gustatorischen Wahrnehmung beim Menschen zählt und als „fleischig“, „würzig“ oder „wohlschmeckend“ beschrieben wird.

oder auch in asiatischen Lebensmittelgeschäften. Tempeh ist vielseitig einsetzbar und schmeckt sehr gut. Probiere es doch einfach aus.

189. Honigersatz

Es gibt viele Möglichkeiten Honig zu ersetzten. Du kannst Ahornsirup, Agavendicksaft oder auch Kokosblütensirup verwenden und deine Desserts dementsprechend aufwerten.

190. Sonstiges

Außerdem kannst du noch vieles mehr für deine vegane Küche finden. Darunter zum Beispiel: Gemüsebrühe, Sojasauce, Tahin (Sesampaste), frische Kräuter (diese kannst du dir selbst in der Küche ziehen), Standardgewürze, Mandelmus und andere Nussmuse.

Kinderleicht abnehmen mit Low Carb Vegan

Du hast nun alle grundlegenden Informationen, die du benötigst, um dich vegan zu ernähren, und das auch noch moglichst gesund. Du willst nun aber die Chance beim Schopfe packen und gleich ein paar Pfunde purzeln lassen. Die vegane Ernährung unterstützt dich mit Sicherheit bei diesem Ziel. Aber wenn du ein Mensch bist, wie ich, dann willst du mehr in kürzerer Zeit. Also was für Möglichkeiten hast du? Du kannst dich zusätzlich Low Carb ernähren und so das überschüssige Fett zum Schmelzen bringen. Hier ist ein kleiner Auszug der Lebensmittel, die sich hervorragend für eine Low Carb Ernährung eignen:

- Gemüse, außer Kartoffeln und Mais
- Blattsalat
- Sojaprodukte
- Algen
- Sprossen, Keimlinge
- Produkte aus der Konjak-Wurzel
- Pilze
- Hülsenfrüchte
- Kichererbsenmehl

191. Was solltest du meiden?

Dass du innerhalb deines veganen Ernährungsplans auf

Industriezucker und Weißmehl verzichten solltest, ist dir bestimmt schon klar geworden. Du solltest alle stark verarbeiteten Lebensmittel meiden, um deinem Organismus nicht unnötig zu belasten. Hier findest du die Lebensmittel, die du zugunsten deiner Low Carb Ernährung auch streichen solltest:

1. Mehl
2. Nudeln
3. Müsli
4. Brot und Gebäck
5. Kartoffeln
6. Reis

Egal für welchen Weg des kohlehydratreduzierten Lifestyles du dich auch entscheiden wirst, es ist hin und wieder erlaubt, eine bestimmte Menge an Kohlehydraten zu dir zu nehmen. Dann solltest du aber auf einen niedrigen glykämischen Index[7] achten, den du zum Beispiel in folgenden Produkten findest:

1. Vollkornprodukte
2. Haferflocken
3. Dinkelprodukte
4. Buchweizen
5. Quinoa

---

[7] Der besagte Index ist ein Maß für die Blutzuckerwirksamkeit von kohlenhydrathaltigen Nahrungsmitteln.

192. Das andere Ziel – Muskelaufbau (trotz) aufgrund veganer Ernährung

Du willst dich trotz veganer Ernährung weiterentwickeln und deinen perfekten „Strandbody“ erreichen? Du willst in die Form deines Lebens kommen und neidische Blicke ernten? Dann hast du dich eigentlich schon für die ideale Ernährungsform entschieden. Jetzt musst du nur noch eines tun – zu den Eisen greifen und loslegen. An dieser Stelle des Buches wollen wir auch diesen Wunsch berücksichtigen und einen kurzen Einblick in die Möglichkeiten geben. Denn es gibt einiges zu beachten, wenn du vegan an Muskelmasse zunehmen willst.

"Die Größe und den moralischen Fortschritt einer Nation kann man daran messen, wie sie ihre Tiere behandelt.“ Mahatma Ghandi

Leitfaden für einen schnellen Muskelaufbau ~~trotz~~ aufgrund von veganer Ernährung

Wenn deine Ziele bescheidener sind, als der nächste Mr. Universum zu werden, gibt es viele Wege nach Rom und einige Schlüsselfaktoren, die du beachten solltest. Grundlegend sind Muskeln für die aufrechte Haltung deines Skeletts verantwortlich, dienen aber auch der Energieverbrennung, selbst wenn du untätig auf der Couch liegst. Aber auch für den ambitionierteren Sportler findet sich ein Weg. Um deinen Körper auf Muskelaufbau zu trimmen, benötigt er grundlegend drei Dinge. Er benötigt den nötigen Anreiz und das Baumaterial und die Ruhe, um den Reiz in Muskelmasse umzuwandeln. Im Gegensatz zur Low Carb Diät benötigst du hier einen Kalorienüberschuss. Dieser sollte aus einer gesunden Mischung aus guten Kohlehydraten und Proteinquellen sein. Neben dem harten Training ist es also dein Job, diese deinem Körper in bestmöglicher Form zur Verfügung zu stellen.

193. Dein Körper – dein Leben

Jeden Tag verbraucht dein Körper die Energie, die er dafür benötigt, alle Körperfunktionen aufrecht zu erhalten, dich zu bewegen und dein Gehirn zum Denken zu bringen usw. Dieser Energieverbrauch wird als Gesamtumsatz bezeichnet. Dieser hängt maßgeblich mit deiner Aktivität und deinem Fitnesslevel zusammen. Deswegen ist es ratsam, diesen Grundumsatz an dein Ziel anzupassen. Denn eines muss dir klar sein. Isst du zu wenig, nimmst du ab, isst du zu viel, wirst du dementsprechend zunehmen. Um nun aber an Muskelmasse zuzulegen, musst du logischerweise mehr Kalorien zu dir nehmen, als du im normalen Alltag verbrauchen würdest. Viele Profi-Sportler bedienen sich dafür einer Technik, die Dirty-Bulking genannt wird. Sie beschreibt das Vorgehen, Unmengen an Kalorien zuzuführen. Auf diese Art und Weise baut der Körper zwar mehr Muskeln auf, aber er generiert auch jede Menge überschüssiges Fett, das im Anschluss an diese Phase wieder abtrainiert werden muss. In dieser zweiten Phase des Abnehmens gehen dann wiederum kleine Mengen der zuvor antrainierten Muskelmasse verloren. Das heißt für dich im Klartext: **Du sollst nicht Fast Food zu dir nehmen.** Eine ausgewogene und abwechslungsreiche pflanzliche Ernährung mit einem Kalorien Überschuss von etwa 500 kcal, wird dafür sorgen, dass du schöne und vor allem fettfreie Muskeln aufbauen kannst. Dein Bedarf an Spurenelementen, Vitaminen und Makronährstoffen deckst du auf diese Weise ganz nebenbei.

194. Die Basis stellen Proteine

Wie du schon aus diesem schlauen Buch weißt, sind Proteine der Grundbaustein für alle Muskeln in deinem Körper. Deswegen lautet die offizielle Empfehlung der DGE für einen gesunden Menschen, der sich in moderatem Ausmaß bewegt, 0,8 g pro Kilogramm Körpergewicht zuzuführen. Da du aber andere Ziele hast, müssen wir natürlich einen an dich angepassten Wert ermitteln. Die Faustregel besagt, dass du während der Muskelaufbauphase zwischen 1,2 und 1,7 g pro Kilogramm Körpergewicht zu dir nehmen solltest. Das entspricht etwa 96 bis 136 g Proteinbedarf bei 80 kg Gewicht. Die Ausnahme bestätigt die Regel, in Wahrheit wirst du immer wieder unterschiedliche Faustregeln finden und du wirst dich wahrscheinlich irgendwo in der Mitte einpendeln. Probiere dich aus und finde dein individuelles Maß.

195. Starke Stärke

Proteine sind zwar der Grundbaustein, um Muskeln zum Wachsen zu bringen, aber dein Körper benötigt auch den Treibstoff, um überhaupt erst in Bewegung zu kommen. Du benötigst Kohlehydrate und hier liegt die Crux, begraben, denn Kohlehydrat ist nicht gleich Kohlehydrat. Es herrschen immense Unterschiede und wir zeigen dir diese jetzt auf. Du musst zwischen hochwertigen und eher weniger guten Kohlehydratquellen unterscheiden. Auf dem Plan professioneller Sportler wirst du durchaus braunen Reis, Süßkartoffeln und andere Carbs dieser Klassifizierung finden. Das Geheimnis liegt also in der Hochwertigkeit und der damit verbunden Verwertbarkeit der Kohlehydrate. Die Energie, die du aus komplexen Kohlehydraten gewinnen kannst, kann deinen Muskeln viel länger Leistung erlauben als deren einfache Pendants. Schlüsselfaktor für erfolgreichen Muskelaufbau, spielt hierbei vor allem die Auswirkung auf deinen Stoffwechsel. Komplexe Kohlehydrate werden langsamer verstoffwechselt und stehen dir somit länger als Energie zur Verfügung. Im Gegensatz zu zuckerfreien und schnellen Kohlehydraten sorgt dieser langsame Abbau für einen ausbalancierten Blutzuckerspiegel. Das ist ein nicht zu vernachlässigender Erfolgsfaktor in der Kunst des Muskeltrainings. Denn der ausbalancierte Blutzuckerspiegel sorgt wiederum dafür, dass Insulin gleichmäßig an den Körper abgegeben werden kann und für das Muskelwachstum zur Verfügung stehen. Du kennst das bestimmt von früher noch. Du hast einen Schokoriegel gegessen oder ein Red Bull getrunken und merkst, wie dein Energie- Level rapide ansteigt, allerdings nicht von Dauer und auch nicht effektiv verteilt. Nach dem Hoch folgt ein folgenschweres Tief und man benötigt immer mehr Zucker oder Koffein, um den Status Quo am Leben zu halten. Und genau so fühlt sich die Auswirkung von nicht nachhaltigen Kohlehydraten an. Du merkst schon, die Ernährung spielt auch in diesem Gebiet eine entscheidende Rolle. Also leg los und have fun! Du wirst dir mit der Zeit deine eigenen Regeln schreiben und ziemlich schnell bemerken, ob du dich richtig ernährst oder nicht. Denn mit diesen Tipps steht dem fettfreien Muskelwachstum nichts im Wege.

196. Was sollte auf deinen Speiseplan?

Da du jetzt richtig fit in der Theorie bist, ist es an der Zeit in den praktischen Modus zu wechseln. Papier ist geduldig und der Erfolg liegt an der Überwindung deiner mentalen Grenzen. Die Natur bietet dir alles, was du für einen nachhaltigen Erfolg benötigst. Da dieses Werk dir einen übergeordneten Blick über die einzelnen Bereiche verschaffen soll, bekommst du auch für diesen Bereich eine kurze Übersicht der besonders proteinreichen Lebensmittel an die Hand.

197. Proteingehalt:

Rote Linsen trocken	23 g
Mandelmus	23 g
Tempeh	19 g
Kichererbsen	19 g
Kürbiskerne	19 g
Kidney Bohnen	24 g
Haferflocken	10 g

Abb.12 Proteingehalt pro 100g

Ist das wirklich vegan?

Da du nun ausgewiesener Experte bist, weißt du auch, dass zu einer veganen Ernährung mehr gehört, als nur auf deinen Speiseplan zu achten. Tierische Produkte verstecken sich in allerlei Produkten, denen man keine direkte Verbindung ansehen würde. Damit du dir und deinen Lieben immer mit Tat und Rat zur Seite stehen kannst, wenn es um die Frage gehen wird, ob ein Produkt nun vegan ist oder nicht, haben wir auch dieses Thema kurz aufgegriffen.

198. Im Foodbereich - Milchsäure – Vegan oder nicht?

Wie der Name vermuten lässt, sollte Milchsäure wahrscheinlich etwas mit Kuhmilch zu tun haben. Aber ist dem so? Der unter der Bezeichnung E270 bekannte Stoff kommt zum Beispiel in Brot, Gemüsekonserven oder auch Keksen vor und hat rein gar nichts mit herkömmlicher Milch zu tun.

199. Brot und Backwaren

Einige Backwaren sind tatsächlich auch unabhängig vom Milchgehalt nicht vegan. Oft wird L-Cystein (E920) verwendet, um die Elastizität des Teiges zu gewährleisten. Da der Stoff aus Borsten/Haaren und Federn gewonnen wird, ist er nicht vegan.

200. Weinherstellung

Hier kommen oft eiweißhaltige Stoffe zum Einsatz, um

Gerbstoffe besser zu binden. Hierfür können unter anderem Casein (Milchbestandteil), Gelatine (aus Knochen- und Knorpel), Albumin (Eiweiß) und Hausenblase (Fischschwimmblase) verwendet werden.

201. Fruchtsäfte

Auch beim Thema Fruchtsäfte kommen häufig Gelatine vom Schwein zum Einsatz. Die Säfte werden auf diese Weise gefiltert. Die Substanzen werden nach dem Vorgang entfernt und müssen daher auch nicht vom Hersteller angegeben werden. Hier kann man nur hoffen, dass zukünftig besser nachjustiert wird.

202. Chips

Auch beim Thema Knabbereien und Chips generell sollte man meinen, dass lediglich die jeweiligen Gemüsesorten involviert sind. Doch leider stimmt dies wieder nur bedingt. Bei vielen Herstellern kommen tierische Bestandteile als Trägerstoffe für Aromen zum Einsatz. Auch hier wirst du in der Regel nichts auf den Verpackungen finden.

203. Kakaobutter

Kakaobutter ist ein rein pflanzliches Produkt und hat rein gar nicht mit herkömmlicher Butter zu tun.

204. Süßes

Wer kennt es nicht, am Sonntag auf der Couch, der nächste

Serienmarathon ist am Laufen und die Lust auf etwas Süßes holt einen ein. Was darf man als Veganer denn jetzt überhaupt noch sündigen? Wenn es dir wie mir geht, dann bist du „Schokoliebhaber“ und kannst dich nur schwer gegen sie wehren. Wir haben eine gute Nachricht für dich! Du darfst auf Zartbitterschokolade mit einem Anteil von 99 Prozent Kakao zurückgreifen. Außerdem findest du mittlerweile auch zahlreiche Alternativen in fast allen Geschmacksrichtungen.

205. Für die Gummibärchen-Junkies

Dir ist natürlich klar, dass ein Großteil der auf dem Markt angebotenen Fruchtgummis mit Gelatine hergestellt werden. Mittlerweile hat aber eine Alge Einzug in die „Geliertechnik“ gefunden und erfreut sich großer Beliebtheit. Getrocknete Meeresalgen, die Agar-Agar eignen sich hervorragend für die Gummibärchen Produktion.

206. Kaugummis

Leider verbergen sich auch hier tierische Stoffe. Nämlich Honig und Bienenwachs. Eine leckere und gut kaubare Alternative bietet „True Gum“.

207. Non- Food Bereich – Nagellack

Wenn deine Freundin sich gerne die Nägel lackiert, dann streicht sie sich wahrscheinlich Fischschuppen auf die Fingernägel. Der Zusatz Guanin bedeutet genau das.

208. Kosmetik

Du kannst damit rechnen, dass in herkömmlicher Kosmetik oft tierische Substanzen zu finden sind. Wie etwa Schildläuse, Gelatine, Lanolin, Keratin, Bienenwachs oder eben Fischschuppen. Wenn ihr also totes Tier im Gesicht vermeiden wollt, nutzt die Apps oder achtet genau auf die Siegel.

209. Zahnpasta

Für die typisch schleifende Eigenschaft deiner Zahnpasta, kommen auch tierische Produkte zum Einsatz, wie z.B. Knochenmehl. Neben dieser Eigenschaft, verhelfen Bienenwachs- und Pollen der Zahnpasta zur bekannten frische. Du findest allerdings genügend Alternativen im Regal.

210. Putzmittel

Auch in Putzmittel, Waschpulver und anderen Reinigungsmittel sind Tenside enthalten. Tenside befähigen zwei nicht mischbare Substanzen dazu sich zu verbinden. Das mag für deinen dreckigen Tisch gut sein, aber nicht für die Tiere. Denn Tenside bestehen sehr häufig aus Tierfetten. Es gibt Alternative auf Erdölbasis oder Palmölbasis. Aber hier ist die Ökobilanz natürlich genauso wenig repräsentativ.

211. Nice to know

Achte auf die E-Nummern. Leider sind diese sehr undurchsichtig und nicht jeder weiß, was sich hinter ihnen verbirgt. Aber es gibt Abhilfe. Du kannst zwischen verschieden Apps wählen:

1. Peta Zwei (vegane Einkaufshilfe)

2. Codecheck (Codescanner für den Laden)

3. Vegan Rezept des Tages (Jeden Tag ein veganes Gericht)

Befolge diese 8 Tipps und du musst dir nie wieder beim Einkaufen den Kopf zerbrechen

212. Achte auf Siegel

Manchmal ist es nicht leicht, sich im undurchsichtigen Dschungel der Biolabels zu bewegen. Im veganen Bereich ist es Gott sei Dank etwas leichter. Es gibt hier zwei wichtige Label: das V-Label und die Veganblume. Das V-Label ist auf internationaler Ebene geschützt. In Deutschland umfasst das Label etwa 5000 Produkte, die du guten Gewissens kaufen kannst. Wichtige Kriterien des Labels sind unter anderem, dass keine Produktionshilfsstoffe und Trägerstoffe von Vitaminen und Aromen tierischen Ursprungs enthalten sind. Außerdem wird streng darauf geachtet, dass keine Tierversuche involviert sind.

213. Was packe ich in meinen veganen Einkaufswagen

Vorbereitung ist die halbe Miete. Überlege gut was genau du brauchst und strukturiere deine Einkaufsliste, falls du mehrere Läden aufsuchen musst.

Dein Favorit

Das Wichtigste ist dein Wohlbefinden. Wähle also einen Laden, der dir vertrauensvoll vorkommt und du das Ambiente genießen kannst. Niemand kauft gerne unter Stress ein. Das muss nicht immer ein Feinkostladen oder das Reformhaus deiner City sein. Mittlerweile bieten auch die üblichen Discounter mehr als genug Auswahl an veganen Produkten an.

214. Kulinarische Vielfalt entdecken - durch internationale Supermärkte

Es bieten sich dir einige interessante Alternativen zum typischen deutschen Supermarkt. Du kannst dich auch von internationalen Feinkostläden inspirieren und zu Kochhöchstleistungen motivieren lassen. Informiere dich am besten vorher im Internet. Die meisten Städte haben mindesten einen türkischen oder asiatischen Supermarkt oder Feinkostladen. Diese Märkte bieten oft eine große Auswahl an veganen Produkten.

Nimm 5

Wenn du eher ein impulsiver Einkäufer bist wie ich, dann empfiehlt es sich eine feste Liste der Dinge, die essentiell für dich sind, im Hinterkopf zu behalten. Diese Liste umfasst immer 5 Nahrungsgruppen:

- Gemüse jeder Art
- Früchte
- Vollgetreide wie Kartoffeln oder Reis
- Öle/ Nüsse und pflanzliche Fette
- Eiweiße über Hülsenfrüchte etc.

215. Auch in der Bio -Ecke kannst du fündig werden

Bio und vegan gehören häufig zusammen. Wenn du also den Überblick im Gewusel des Supermarktes verloren hast, dann bist du mit hoher Wahrscheinlichkeit in der Bio-Ecke gut aufgehoben.

Grundbaustein für deinen veganen Lifestyle ist die Zutatenliste

Du kannst dir sicher denken, dass der Blick auf die Zutatenliste zu deinem täglichen Brot gehören wird. Aber du kannst beruhigt sein, mit etwas Routine wird es dir bereits nach kurzer Zeit leichtfallen und in Blut und Leib übergehen. Wie du schon weißt, können sich tierische Bestandteile z.B. in Knabbereien anfallen können. Erst mit dem Blick auf die Liste kannst du sicher sein.

216. Kann Spuren von Ei und- oder Milch enthalten - Was ist da los?

Es kann gut sein, dass du auf veganen Produkten in der Zutatenliste den Hinweis Ei oder Milch enthalten finden wirst. Wir können dir nur sagen – keep calm. Diese Angaben können vom Hersteller freiwillig angegeben werden, um Allergiker zu schützen. Denn es reichen bereits Mengen im Micro Bereich aus, um einen anaphylaktischen Schock bei Betroffenen auszulösen. Das Produkt ist trotzdem absolut vegan. Manchmal kommt es vor, dass sich die Produktionsstraßen einiger Produkte kreuzen. Wenn du auch das vermeiden willst, musst du auf die Siegel achten oder eine Herstelleranfrage starten.

217. Vorsicht: Hier verstecken sich tierische Zutaten

Was würdest du sagen, wenn wir dich nach den Inhaltsstoffen zu Brot, Nudeln oder Chips befragen *würde? Dein erster Gedanke wäre wahrscheinlich* – vegan, ist doch klar. Leider ist dem nicht immer so! Insbesondere in stark verarbeiten Lebensmittel kommen Lebensmittel tierischen Ursprungs zum Einsatz. So kann es vorkommen, dass gerade in deinen Lieblingschips Aromen verwendet werden, die auf Tierbasis Geschmack tragen sollen. Ebenfalls solltest du Vorsicht bei Gelatine walten lassen.

Vegan auf Reise

218. Wie du es schaffst auch unterwegs und auf Reisen einen kühlen Kopf zu bewahren

In einem bewegten Leben gehört es dazu, auf Achse zu sein und viel zu erleben. Oftmals stellt genau dieser aktive Lifestyle gerade „Veganbeginner“ vor immense Herausforderungen. Zu Hause mag es ja ein Leichtes sein, immer „straight“ zu bleiben. Was aber in deiner Mittagspause, wenn du nichts Veganes findest oder während deiner nächsten Auslandsreise. Wir haben dir hier einige Tipps für genau jene Situationen, in denen es schwer werden könnte zusammengefasst:

219. So bleibst du clean - Der Restaurantbesuch:

Mach dir keine Illusionen, du gehörst ab nun zu einer ganz kleinen Minderheit. Zwar wächst die Community wahnsinnig schnell, aber bis der gesellschaftliche Wandel vollzogen sein wird, gehen mit Sicherheit noch ein paar Jahre ins Land. Aber was bedeutet das für dich, wenn deine Familie, deine Freunde oder dein Partner essen gehen wollen? Nicht jede Stadt ist kulturell so vielschichtig und tolerant wie beispielsweise Berlin. Hier findest du unzählige Restaurants, die auf vegane Ernährung abgestimmt sind. Was willst du also tun, wenn du nicht gerade in der Hauptstadt lebst? Verabredungen absagen? Auswärts essen vermeiden? Das muss nicht sein: Recherchiere einfach vorher, welches Restaurant für jeden von euch etwas zu bieten hat und bespreche das mit deinen

Freunden oder der Familie. Teilweise rüsten immer mehr Restaurants deutschlandweit nach.

Tipp: Erkundige dich im umfangreichen Verzeichnis von Deutschland is(s)t vegan.

220. Die nächste Party kommt bestimmt

Und schon wieder hat einer deiner engsten Freunde Geburtstag und auch noch einen Runden. Du weißt, was das heißt. Wahrscheinlich wird ein dickes Buffet aufgefahren und man weiß kaum, wo man zuerst hinsehen soll. Du siehst Chili, Nudelsalat, Baguette, Salzstangen, Dips, Kuchen und Getränke. Damit du dich bei Laune halten kannst, stillst du deinen Hunger mit Paprika und Gurkensticks.

Beim nächsten Mal vielleicht etwas besser:

Du hast gemerkt, dass es nicht unbedingt der Regelfall ist, dass der Gastgeber sich auch um jede Ernährungsgewohnheit seiner Gäste kümmert. Das mag an einer gewissen Ignoranz liegen, aber eher wahrscheinlich ist das fehlende Bewusstsein. Beim nächsten Mal fragst du deinen Freund einfach, was du zum Buffet beisteuern kannst. Wenn er einwilligt, hast du jede Freiheit, dir deinen Abend kulinarisch zu gestalten – Problem gelöst!

221. Was tun im Urlaub?

Endlich, dein lang ersehnter Urlaub steht vor der Tür. Du freust dich schon auf Strand, Meer und die exotische Küche. Aber Moment, seit dem letzten Urlaub hat sich ja einiges geändert – Du isst kein Fleisch mehr? Was sollst du dann überhaupt essen? Du solltest es also vermeiden, ins Blaue zu raten und darauf zu hoffen, dass schon alles gut laufen wird. Du kannst nicht erwarten, das nächste vegan freundliche Restaurant in Laufweite zum Hotel zu finden. Unter Umständen versteht man dich nicht einmal. Besser ist es, wenn du dich auch hier ausgiebig vorbereitest. Es gibt zahlreiche Tools, die dich auf der Suche unterstützen. Das können sein: Google Maps, Trip Advisor oder andere Anbieter. Es ist sinnvoll die Lage des Hotels nach dem veganen Angebot der Umgebung zu auszurichten. Eine weitere Hilfe bietet dir die Website „Happy Cow", die sich darauf spezialisiert hat, vegan freundliche Restaurants und Einkaufsmöglichkeiten weltweit aufzuzeigen. Ein weiterer wichtiger Tipp ist es, bei der Vegan Society den veganen Passport zu beantragen. Dieser ist besonders für Länder geeignet, in denen du mit englisch nicht weit kommen wirst. Auch hier gilt – Übung macht den Meister! Schönen Urlaub!

222. Wie sieht es mit deiner Mittagspause aus?

Aber eben auch die banalen Fragen deines Alltags müssen beantwortet werden. Du hast Mittagspause und dein Magen knurrt. Was nun? Du bist ja noch nicht lange Veganer und hattest ja gerade erst den Urlaub deines Lebens und musst nun wieder ran. Deine Kantine auf der Arbeit bietet kein Veggie-Menü und auch in der Nähe vom Büro bleibt die Ausbeute eher spärlich. Natürlich musst du dich trotzdem bei Laune halten und dich für die nächste Runde kräftigen. Eine Wahnsinns-Idee wäre es, dein

Essen am Vorabend vorzubereiten und es am nächsten Tag einfach mit auf die Arbeit zu nehmen. Um noch effektiver zu sein, macht es Sinn für ein paar Tage vorzukochen und es einzufrieren. Ideal, wenn dir im Büro eine Mikrowelle zur Verfügung steht, vielleicht sogar ein Herd. Dann steht auch dem leckeren Mittagsessen nichts mehr im Wege.

Wir sind jetzt am Ende dieses Buches und du bist bereit, in dein neues und veganes Leben durchzustarten. Du warst ein aufmerksamer Leser und ein wissbegieriger Schüler. Du bist jetzt ausgerüstet für die nächste Diskussion und wirst dich mit deinem Expertenwissen hervorragend durchsetzen können. Wir wünschen dir alles Gute auf deiner weiteren Reise und hoffen wir konnten dich ein wenig unterhalten. Wir wissen ja selbst, dass dieses Thema immer mehr zur Streitfrage in unserer Gesellschaft wird und deswegen haben wir es so locker und humoristisch wie möglich behandelt. Für den Wandel wird es mehr Menschen benötigen wie dich! Deswegen sagen wir Danke!

Vielen Dank

„Ich alleine kann sowieso nichts ändern oder bewegen, sagten 7,5 Milliarden Menschen“ und so änderte sich nichts. Aber es ist nicht wahr, dass wir als einzelne Personen keinen Einfluss haben. Im Gegenteil, unsere Gedanken werden Worte und unsere Worte werden Taten und unsere Taten werden unser Charakter und der entscheidet über das Leben, das wir führen. Wenn wir es uns erlauben, an Veränderung zu glauben und bereit dazu sind bei uns selbst zu beginnen, dann geben wir anderen in unserer Umgebung die Erlaubnis, es uns gleich zu tun. Das ist eine Menge Einfluss für einen einzelnen Menschen. Du hast diese Entscheidung getroffen und dafür bedanken wir uns bei dir.

Du hast dich dazu entschieden, den Unterschied zu machen und einen enormen Schritt in Richtung Zukunft zu gehen. Du bist dir deiner Verantwortung bewusst geworden und hast verstanden, dass diese über deinen eigenen Kreis hinausgeht. Du hast auch verstanden, dass jede noch so kleine Tat ein wichtiger und vor allem unverzichtbarer Schritt in eine andere Zukunft ist. Wir von **Team Vegan** sind verdammt stolz auf dich und hoffen, dass du mit deinem guten Beispiel viele Menschen inspirieren wirst. Du darfst gerne dieses Buch weiterempfehlen und dabei helfen, diese wichtige Botschaft weiter zu verbreiten. Wir danken dir dafür, dass du bereit warst, den unbequemen Weg zu gehen und dich der Wahrheit zu stellen. Wir danken dir dafür, dass du bereit bist deinen Aufklärungsauftrag anzunehmen und viele, viele

Menschen mehr zu berühren. Wir schließen mit einem Zitat von dem indischen Dichter, Philosophen und Nobelpreisträger für Literatur, Rabindranath Tagore, der Verantwortung wie folgt erklärt hat: „Wer Bäume setzt, obwohl er weiß, dass er nie in ihrem Schatten sitzen wird, hat zumindest angefangen, den Sinn des Lebens zu begreifen."

Geschenk
Der Vital & Fit Einkaufsplan

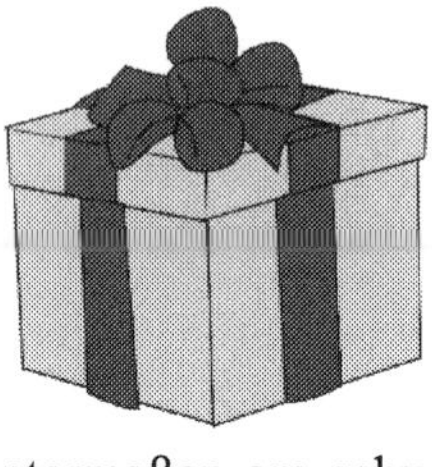

Der Anfang ist bekanntermaßen am schwierigsten. Aus diesem Grund haben wir für dich deine vegane Woche gestaltet. Mithilfe dieses Wochenplanes kannst deinen Einkauf genau planen und musst dir keine Gedanken mehr darüber machen, was du die Woche über zu dir nimmst. Unsere kleine Starthilfe bringt dich abwechslungsreich und gesund durch die Woche und zeigt dir, wie einfach es ist, deine Woche vegan zu gestalten. Und das ganz ohne Verzicht. Auf der folgenden Seite (siehe Link) erhältst du unsere exklusive Übersicht „Vegan Masterplan".

Für deinen ersten Schritt in ein gesünderes Leben, trage dich auf der folgenden Seite ein:

www.veganbibel.teamvegan.de/vitalfit

(scanne den QR Code mit deiner Handykamera ein)

Vital & Fit Rezepte
- einfach und lecker -

Auf der folgenden Seite findest du alle dazugehörigen Rezepte zu deinem Vegan Masterplan. Die Rezepte sind Schritt für Schritt beschrieben und super einfach zum Nachmachen.

Wir wünschen dir viel Spaß beim Nachkochen und sind gespannt auf dein Feedback.

Guten Appetit!

Wirf jetzt einen Blick auf die **Vital & Fit Rezepte**:

www.teamvegan.de/vitalfitrezepte

(scanne den QR Code mit deiner Handykamera ein)

Die wichtigsten Links

Tierschutzorganisationen:
www.metzger-gegen-tiermord.org/
www.animalequality.de/
www.soko-tierschutz.org/

Statement Mode:
www.teamvegan.de/

Influencer Kampagne:
ww.bewerbung.teamvegan.de/start

Einkaufsplan:
www.veganbibel.teamvegan.de/vitalfit

Rezepte:
https://www.teamvegan.de/blog
https://hierkochtalex.de/

Allgemein:
www.deutschlandistvegan.de/

Vegan & Fitness:
www.v-reena.com/

Facebookgruppe:
www.facebook.com/groups/teamveganofficial

Lebenshöfe:
www.lasstdietiereleben.org/
www.erikaandfriends.de/
www.stiftung-fuer-tierschutz.de/
www.lebenshof-odenwald.de/

Quellenverzeichnis

Vorwort
1. https://veggieworld.de/zahlen-fakten-vegan-trend-deutschland/
Eiweiß
1. https://flexikon.doccheck.com/de/Tyrosin
2. https://www.dge.de/presse/pm/wie-viel-protein-brauchen-wir/
3. Prof. Loren Cordain: Dietary Implications for the Development of Acne: A Shifting Paradigm. Department of Health and Exercise Science, Colorado State University. Pdf: http://thepaleodiet.com/wp-
4. Thierry Simonart: Acne and Whey Protein Supplementation among Bodybuilders. Case Report, Private Practive, Bussels, Belgium. 13.12.2012
5. Thierry Simonart: Acne and Whey Protein Supplementation among Bodybuilders. Case Report, Private Practive, Bussels, Belgium. 13.12.2012
6. Jay R. Hoffman, Michael J. Falvo:*Protein – which is the best? The Department of Health and Exercise Science, College of New Jersey, New Jersey, USA, Published by Journal of Sports Science and Medicine* Nr.3, 2004, 118–30, International Society of Sports Nutrition Symposium, 18.05.2005, Las Vegas NV, pdf:https://www.jssm.org/vol3/n3/2/v3n3-2pdf.pdf
7. https://www.medmix.at/vegane-ernaehrung-stoffwechsel-verbessern/
Eisen
1. www.food-monitor.de/2018/07/eisenmangel-die-haeufigste-mangelerkrankung-weltweit/
2. https://www.eisencheck.at/eisenmangel/ursachen/
3. https://www.dge.de/wissenschaft/referenzwerte/eisen/
4. https://pubmed.ncbi.nlm.nih.gov/2407101/
5. https://www.kade.de/gesundheitsfelder/nutrition/eisenmangel/
6. https://www.bevegt.de/eisen/
Vitamin B12
1. https://www.ncbi.nlm.nih.gov/pmc/articles/PMC4042564/
2. ULLMANN, J. (2015):„ALGEN ALS NATÜRLICHE VITAMIN B12-QUELLE“, PARACELSUS MAGAZIN, ABGERUFEN AM 24. SEPTEMBER 2019.
3. https://www.bevegt.de/vitamin-b12/
Vitamin D
1. Deutsche Gesellschaft für Ernährung, Österreichische Gesellschaft für Ernährung, Schweizerische Gesellschaft für Ernährungsforschung, Schweizerische Vereinigung für Ernährung (Hrsg.): Referenzwerte für die Nährstoffzufuhr. Calcium. Neuer Umschau Buchverlag, Neustadt a. d. Weinstraße, 1. Auflage, 5.
2. Heaney R, Garland C, Baggerly C, French C, Gorham E. Letter to Veugelers, P.J. and Ekwaru, J.P., A Statistical Error in the Estimation of the Recommended Dietary Allowance for Vitamin D. Nutrients 2014, 6, 4472–4475; doi:10.3390/nu6104472. Nutrients. 2015;7(3):1688-1690.
3. Holick, Michael F., et al. Evaluation, treatment, and prevention of vitamin D deficiency: an Endocrine Society clinical practice guideline. The Journal of Clinical Endocrinology & Metabolism, 2011, 96. Jg., Nr. 7, S. 1911-1930.
4. Lee DM, Tajar A, O'Neill TW, O'Connor DB, Bartfai G, Boonen S, Bouillon R, Casanueva FF, Finn JD, Forti G, Giwercman A, Han TS, Huhtaniemi IT, Kula K, Lean ME, Punab M, Silman AJ, Vanderschueren D, Wu FC, Pendleton N; EMAS study group. Lower vitamin D levels are associated with depression among community-dwelling European men. J Psychopharmacol. 2011 Oct;25(10):1320-8.
5. Rode von Essen M et al. Vitamin D controls T cell antigen receptor signaling and activation of human T cells (Online-Vorabveröffentlichung, doi: 10.1038/ni.1851)
6. Reinhold Vieth. Vitamin D supplementation, 25-hydroxyvitamin D concentrations, and safety. Am J Clin Nutr May 1999 vol. 69 no. 5 842-856
7. Sato T, Schurgers LJ, Uenishi K (2012) Comparison of menaquinone-4 and menaquinone-7 bioavailability in healthy women. Nutr J 11:93 PMCID
8. Tyrer et al, Serotonin transporter binding is reduced in seasonal affective disorder following light therapy. Acta Psychiatr Scand. 2016 Nov;134(5):410-419
9. Zhao, Guixiang, et al. No associations between serum concentrations of 25-

hydroxyvitamin D and parathyroid hormone and depression among US adults. British Journal of Nutrition, 2010, 104. Jg., Nr. 11, S. 1696-1702.
10. Holick, Michael F., et al. Photobiology of vitamin D. Vitamin D., 1997, S. 33-39.
11. Vieth, Reinhold. The pharmacology of vitamin D, including fortification strategies. Vitamin D, 2005, 2. Jg., S. 995-1015.
12. Houghton LA, Vieth R. The case against ergocalciferol (vitamin D2) as a vitamin supplement. Am J Clin Nutr. 2006 Oct;84(4):694-7.
13. Zhu, Jinge G., et al. CYP2R1 is a major, but not exclusive, contributor to 25-hydroxyvitamin D production in vivo. Proceedings of the National Academy of Sciences, 2013, 110. Jg., Nr. 39, S. 15650-15655
14. DeLuca HF. Overview of general physiologic features and functions of vitamin D. Am J Clin Nutr. 2004 Dec;80(6 Suppl):1689S-96S. Review.
15. Brenza HL, DeLuca HF. Regulation of 25-hydroxyvitamin D3 1alpha-hydroxylase gene expression by parathyroid hormone and 1,25-dihydroxyvitamin D3. Arch Biochem Biophys. 2000 Sep 1;381(1):143-52.
16. Zittermann, Armin. Magnesium deficit? overlooked cause of low vitamin D status?. BMC medicine, 2013, 11. Jg., Nr. 1, S. 229.
17. Masterjohn C. Vitamin D toxicity redefined: vitamin K and the molecular mechanism. Med Hypotheses. 2007;68(5):1026-34. Epub 2006 Dec 4. PubMed PMID: 17145139.
18. Heaney, R. P., & Armas, L. A. (2015). Quantifying the vitamin D economy. Nutrition reviews, 73(1), 51-67.
19. Bikle, D.D., Gee, E., Halloran, B., Kowalski, M.A., Ryzen, E., and Haddad, J.G. Assessment of the free fraction of 25-hydroxyvitamin D in serum and its regulation by albumin and the vitamin D-binding protein. J. Clin. Endocrinol. Metab. 1986; 63: 954–959
20. Hollis, B. W., & Wagner, C. L. (2013). The role of the parent compound vitamin D with respect to metabolism and function: why clinical dose intervals can affect clinical outcomes. The Journal of Clinical Endocrinology & Metabolism, 98(12)
21. Bergman P, Lindh AU, Björkhem-Bergman L, Lindh JD. Vitamin D and respiratory tract infections: a systematic review and metaanalysis of randomized controlled trials. PLoS One. 2013;8: e65835
22. https://www.imd-berlin.de/fileadmin/user_upload/Diag_Info/319_Freies_Vitamin_D.pdf (eingesehen am 02.09.2020)

Omega-3-Fettsäure und Omega 6

1., https://www.dge.de/wissenschaft/referenzwerte/fett/, am 11.02.2017Elmadfa I, Leitzmann C (2015): Ernährung des Menschen, 5. Auflage. Verlag Eugen Ulmer Stuttgart.
2. Leitzmann C, Keller M (2013): Vegetarische Ernährung. 3. Auflage. Verlag Eugen Ulmer
3. Brenna JT (2002): Efficiency of conversation of alpha-linolenic acid to long chain n-3 fatty acids in man. Curr Opin Clin Nutr Metab Care 5 (2), 127-32.
4. Welch AA et al (2010): Dietary intake and status of n−3 polyunsaturated fatty acids in a population of fish-eating and non-fish-eating meat-eaters, vegetarians, and vegans and the precursor-product ratio of α-linolenic acid to long-chain n−3 polyunsaturated fatty acids: results from the EPIC-Norfolk cohort. Am J Clin Nutr 92 (5), 1040-5
5. American Dietetic Association (2009): Craig WJ, Mangels AR (authors): Position of the American Dietetic Association : vegetarian diets. J Am Diet Assoc 1009 (7), 1266-82
6. Koletzko B et al. (2012):Handlungsempfehlungen des Netzwerks „Gesund ins Leben – Netzwerk Junge Familie".Dtsch med Wochenschr 2012; 137(25/26): 1366-1372

Jod

1. Kurt, B.M. et al.: Studie zur Gesundheit Erwachsener in Deutschland (DEGS, 2013)
2. Schumm-Dräger, P.M. et al.: Schilddrüsenkrankheiten in Deutschland. Ausmaß, Entwicklung, Auswirkungen auf das Gesundheitswesen und Präventionsfolge (Springer Medizin, 2007) (PDF)
3. The Euthyroid Consortium: The Krakow Declaration on Iodine: Tasks and Responsibilities for Prevention Programs Targeting Iodine Deficiency Disorders (European Thyroid Journal, 2018)
4. Gärtner, Roland et al.:Recent data on iodine intake in Germany and Europe (Journal of Trace Elements in Medicine and Biology, 2016)
5. Johner, Simone A. et al.: Current trends of 24-h urinary iodine excretion in German schoolchildren and the importance of iodised salt in processed foods (British Journal of

Nutrition, 2011)
6. Schübel, Jeannine et al.: Latente Hypothyreose des Erwachsenen (Aerzteblatt, 2017)
7. Pearce, Simon et al.: 2013 ETA Guideline: Management of Subclinical Hypothyroidism (European Thyroid Journal, 2013)
8. Keeling, D. H. et al.: Changes in the normal range of thyroidal radioiodine uptake (Journal of Clinical Pathology, 1972)
9. Jodversorgung in Deutschland: Ergebnisse des Jodmonitorings (Bundesministerium für Ernährung und Landwirtschaft)
10.Iodine: Fact Sheet for Health Professionals (National Institutes of Health)
11.Jod (Bundesinstitut für Risikobewertung)
12. Nutzen und Risiken der Jodprophylaxe in Deutschland (Bundesinstitut für Risikoforschung) (PDF)
13. Fragen und Antworten zur Jodversorgung und zur Jodmangelvorsorge (Bundesinstitut für Risikobewertung) (PDF)
14. Jodanreicherung von Lebensmitteln in Deutschland (Bundesinstitut für gesundheitlichen Verbraucherschutz und Veterinärmedizin) (PDF)
15. Recommended iodine levels in salt and guidelines for monitoring their adequacy and effectiveness (World Health Organization)
16.www.mri.bund.de/fileadmin/MRI/Institute/EV/NVSII_Abschlussbericht_Teil_2.pdf
17. https://www.spektrum.de/lexikon/ernaehrung/jodmangelgebiete/4572
18. https://www.bfr.bund.de/de/a-z_index/jod-4600.html

Calcium

1. Online-Informationen des Instituts für Qualität und Wirtschaftlichkeit im Gesundheitswesen (IQWiG): Wie kann ich meinen Kalziumbedarf decken? (Abruf: 07/2020)
2. Online-Informationen der Deutschen Gesellschaft für Ernährung (DGE): Calcium. (Abruf: 07/2020)
3. Online-Informationen der Deutschen Gesellschaft für Ernährung (DGE) (2013): Ausgewählte Fragen und Antworten zu Calcium. (Abruf: 07/2020)
4. Weißenborn, A. et al (2018): Höchstmengen für Vitamine und Mineralstoffe in Nahrungsergänzungsmitteln. In: Journal of Consumer Protection and Food Safety, Vol. 13.
5. Online-Informationen des Netzwerks Osteoporose e. V.: Meine täglichen Vitamin - und Kalziumquellen. Täglich is(s)t gut, einfach und sicher! (Abruf: 07/2020)
6. https://www.zentrum-der-gesundheit.de/calciumversorgung-veganer-ia.html

Selen

1. https://vegan-taste-week.de/ernaehrung/naehrstoffe/selen

Vegan-Mythen ade:

1. https://www.isshappy.de/vegane-ernaehrung-5-irrtuemer-und-warum-sie-nicht-stimmen/
2. Jonathan Safran Foer. Eating Animals, Auflage 11, erschienen im Kiepenheuer & Witsch verlag am 17. August 2010
3. https://www.isshappy.de/vegane-ernaehrung-5-irrtuemer-und-warum-sie-nicht-stimmen/
4. www.minamade.com/vegan-sport-treiben-pflanzliche-ernaehrung-hoechstleistung
5. https://de.statista.com/statistik/daten/studie/515770
6. https://www.peta.de/oeko-test-fleisch-metzger
7. https://www.soko-tierschutz.org/metzger-des-vertrauens
8. https://www.vegpool.de/magazin/milch-kaelbchen-sterben.html
9. https://veganworld.de/teuer-unnatuerlich-kompliziert-9-vegan-vorurteile-im-check/10/
10. https://animalequality.de/blog/fische-die-vergessenen-tiere/
11. https://www.peta.de/honig
12. www.wwf.de/themen-projekte/landwirtschaft/produkte-aus-der-landwirtschaft/soja
13. https://proveg.com/de/pflanzlicher-lebensstil/vegan-trend-zahlen-und-fakten
14. https://albert-schweitzer-stiftung.de/massentierhaltung/legehennen
15. http://www.sagneinzumilch.de/produktion.php
16. pagrar.com/mediathek/fotos/rind/milchpreis-wieviel-bekommt-der-landwirt-12050470.html#:~:text=Im%20Jahcr%202019%20zahlten%20deutshe,1%2C03%20Kilogra
17. https://www.cogap.de/de/wissen/34/studien-zum-fleischkonsum#:~:text=Die%20aktuellste%20Studie%2C%20an%20der,%2DKreislauf%2D

Erkrankungen%20oder%20Krebs.
Der unglaubliche Einfluss auf Mensch, Tier und Umwelt dank veganer Ernährung
1. https://www.blitzrechner.de/fleisch/
2. https://albert-schweitzer-stiftung.de/aktuell/deutsche-essen-uber-12-milliarden-tiere
3. https://albert-schweitzer-stiftung.de/aktuell/oxford-studie-vegane-ernaehrung-rettet-leben
Kinderleicht abnehmen mit Low Carb
1. https://www.zentrum-der-gesundheit.de/artikel/ernaehrungsformen/low-carb-vegan
Muskelaufbau (trotz) aufgrund veganer Ernährung:
1. https://vegan-masterclass.de/veganer-muskelaufbau-kohlenhydrat-und-proteinquellen/
2. https://www.vegan-athletes.com/veganer-muskelaufbau/
3.https://www.zentrum-der-gesundheit.de/artikel/vegane-ernaehrung/muskelaufbau-vegan-ernaehrung-ia
Die 3Ns
1. www.topagrar.com/panorama/news/rtl-jenke-experiment-fleisch-schlecht-vegan-gut

Grafikverzeichnis:

Abb. 1: Liebesbrief für Lisa. Aus dem Kopf des Autors
Abb. 2: Vergleich Eiweißquellen. Vgl. https://ecodemy.de/magazin/pflanzliche-proteine-kombinieren-essentielle-aminosaeuren/ und https://www.sportnahrung-engel.de/ernaehrungstipps/proteintabelle-wieviel-protein-hat
Abb. 3: Eissenstoffwechsel. Vgl. https://www.eisencheck.at/eisen-im-koerper/
Abb. 4: Eiweißbedarf. Vgl. https://www.dge.de/wissenschaft/referenzwerte/protein/
Abb. 5: Beispiele für Eisengehalt. Vgl. https://www.ugb.de/ernaehrungsplan-praevention/eisen-vegetarisch-gut-versorgt/?eisen-eisenmangel
Abb. 6: Vitamin D3 Aufnahme. Vgl. https://www.vitamind.net/vitamin-d3/stoffwechsel/
Abb. 7: Die besten Jodquellen. Vgl. Nico Rittenau, Vegan- Klischee ade! Becker Joest Volk Verlag; 1. Auflage 2020 (27. März 2020)
Abb. 8: Calciumgehalt vegan. Vgl. https://www.vegan.at/kalzium
Abb. 9: Calciumbedarf nach Altersgruppe. Vgl. D-A-C-H Referenzwerte für die Nährstoffzufuhr, 2.Auflage. 2 aktualisierte Ausgabe
Abb. 10: Selengehalt in Abhängigkeit zur Bodenqualität. Vgl. Niko Rittenau (2018), Vegan-Klischee ade! Wissenachaftliche Antworten auf kritische Fragen zur veganen Ernährung.
Abb.11: https://www.gesundheitstrends.com/a/ernahrung/the-daily-dozen-21906
Abb.12: https://ecodemy.de/magazin/pflanzliche-proteine-kombinieren

---

Impressum

Angaben gemäß § 5 TMG

Daniel Sacherer
Herrenstraße 21
79235 Vogtsburg

E-Mail: info@teamvegan.de

Printed in Poland
by Amazon Fulfillment
Poland Sp. z o.o., Wrocław

69395186R00101